AF582957

CUIDANDO TU BIENESTAR Y VIDA SALUDABLE

Guía fácil

José Daniel Urviola Corzo

EDIQUID

CUIDANDO TU BIENESTAR Y VIDA SALUDABLE
Guía fácil
© José Daniel Urviola Corzo

Editado por: Corporación Ígneo, S.A.C.
para su sello editorial Ediquid
José Olaya 169, Ofic. 504, Miraflores. Lima, Perú
Primera edición, enero, 2025

ISBN: 978-612-5184-24-5

Hecho el Depósito Legal en la Biblioteca Nacional del Perú N° 2024-13236

www.grupoigneo.com
Correo electrónico: contacto@grupoigneo.com | Teléfono: +51 955 071 270
Facebook: Grupo Ígneo | X: @editorialigneo | Instagram: @grupoigneo

Reservados todos los derechos. El contenido de esta obra está protegido por leyes de ámbito nacional e internacional, que establecen penas de prisión o multas, además de las correspondientes indemnizaciones por daños y perjuicios, para quienes reprodujeren, plagiaren, distribuyeren o comunicaren públicamente, en todo o en parte, una obra literaria, artística o científica, o su transformación, interpretación o ejecución artística fijada en cualquier tipo de soporte o comunicada a través de cualquier medio, sin la preceptiva autorización.

Colección: Integrales

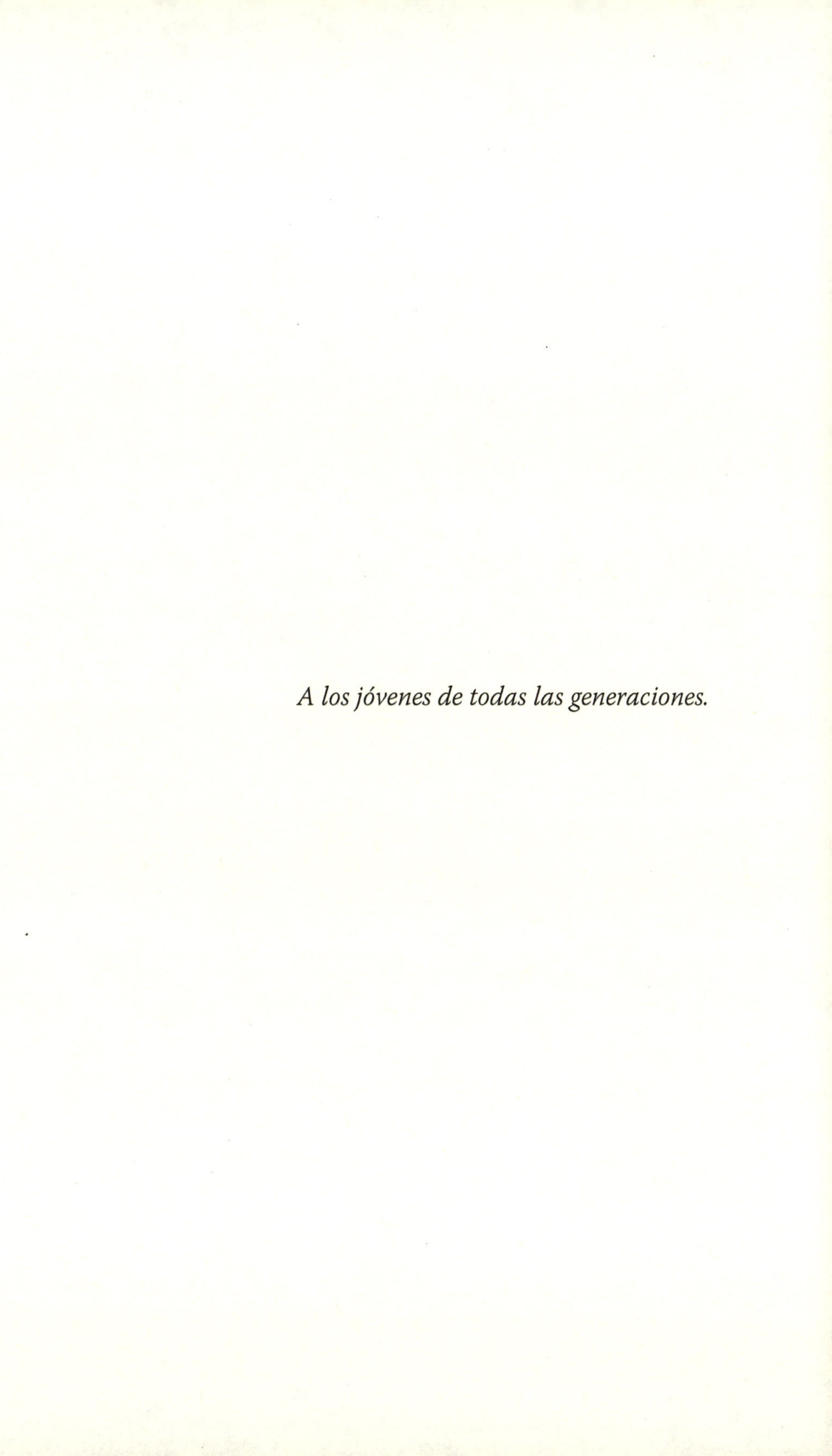

A los jóvenes de todas las generaciones.

INTRODUCCIÓN

Cuidando tu bienestar y vida saludable. Guía fácil busca aportar, a partir de la experiencia profesional y personal de un profesor de educación física, en la creación de un manual práctico para llevar una vida saludable. Su objetivo es contribuir al bienestar general de las personas que, debido a sus múltiples ocupaciones, no disponen de mucho tiempo para profundizar en lo que realmente necesitan para alcanzar una vida plena y satisfactoria.

Fueron varios los factores que incidieron en nuestra decisión de elaborar este libro, el cual, con gran dedicación, hemos trabajado para que sea útil a jóvenes, personas adultas y personas de todas las edades interesadas en mejorar su bienestar y calidad de vida.

Un primer factor fue el hecho de dictar, en el segundo semestre de 2019, un curso denominado **Community Manager** para un instituto superior de educación, lo cual nos motivó, sobre la marcha, a acercarnos más al mundo de las redes sociales, el entorno digital y su gestión.

Un segundo factor ocurrió a fines de noviembre de 2019, cuando, tras realizar mis exámenes médicos generales, el galeno me indicó que tenía sobrepeso (casi 100 kilos). Esto me llevó a un proceso de autocrítica, aumentando nuestro interés en la temática de vida saludable. En marzo de 2020, se inicia la pandemia de la COVID-19, lo cual se convierte en un tercer factor que explica la necesidad de este libro, obligándonos a enfrentar dicha situación desde nuestro campo de batalla: la educación física, con el objetivo de generar mejores condiciones de vida para las personas, empezando por nosotros mismos.

Otro factor, en plena pandemia, fue la creación del espacio digital **Muévete y sé feliz** (https://www.facebook.com/profile.

php?id=100063465207198&sk=about) para contribuir, desde la alimentación saludable, la ejercitación y las redes sociales como Facebook, Instagram y YouTube, a la lucha por vivir saludablemente. Finalmente, otro factor que motivó la escritura de este libro fue mi jubilación, en diciembre de 2023. Al cerrar con satisfacción mis años de servicio en el magisterio de mi país, deseo finalizar un ciclo asociado a la vida saludable y abrir otro. Como verán, es la suma de todos estos factores, algunos más importantes que otros, los que han incidido en la creación de este libro que hoy ponemos en sus manos, al servicio de su bienestar y en busca de una vida feliz, pese a nosotros mismos.

Espero que contigo no suceda lo que observo comúnmente en las personas que no tienen suficiente autoestima ni el amor propio necesario, y que esperan a que los médicos les digan: «Estás mal de salud, te puedes morir» para valorar y seguir las sugerencias y recomendaciones importantes de este texto que hoy ponemos en tus manos.

I. CUIDANDO TU BIENESTAR

1.1. ¿QUÉ ES LA SALUD?

La salud no se compra ni se vende. Se construye con cada decisión diaria que tomamos por nuestro bienestar.

Un estudiante de las ciencias de la salud sabe que **el concepto de salud**, según la OMS (Organización Mundial de la Salud), se refiere **no solo a la ausencia de enfermedades, sino al «bienestar físico, mental y social» de las personas**. Incluso hoy se habla de incorporar una nueva legislación que proteja a los trabajadores que desarrollan el teletrabajo, en la medida en que la educación o el trabajo a distancia ha traído beneficios en cuanto a la reducción de la contaminación ambiental y menores costos de producción para las empresas, pero también ha generado la necesidad de **cuidar la actividad física de los trabajadores** que pasan muchas horas sentados frente a los ordenadores, **las condiciones ergonómicas** de las herramientas que usan, además de **prevenir** el estrés, la depresión y otros **males de orden mental y psicológico en los trabajadores**.

Estas condiciones actuales del desarrollo laboral, con incidencia en las labores remotas, la flexibilización laboral, las presiones mentales y el estrés laboral, obligan a priorizar las llamadas **«habilidades blandas»**, ya no solo de los directivos o funcionarios de las empresas o del Estado, sino de la totalidad de los trabajadores. Estas habilidades blandas están orientadas a la capacidad de **planificar y al uso más racional del tiempo**. (Aquí, por tanto, cuenta el axioma de la economía que señala: «el valor del dinero en el tiempo», o lo que popularmente se conoce como: «El tiempo es oro»).

Otras habilidades blandas están orientadas a la capacidad de tener una **mentalidad abierta a ideas, pensamientos y**

realidades diferentes a las nuestras, asumiendo que no tenemos, ni podemos tener, un conocimiento absoluto de las cosas. Por lo tanto, nuestra **capacidad de aprendizaje, autoevaluación y resiliencia debe ser rápida**, ágil para adelantarnos a los cambios y, en vez de solo adecuarnos a ellos, generarlos. Hoy se valora la capacidad de **escucha activa y el control de nuestras emociones (inteligencia emocional)**, sobre todo en situaciones de presión laboral o social. **Las capacidades de negociación en los conflictos** (los principios del «todos ganan») de todo tipo y nivel, **el pensamiento divergente, creativo, analítico, crítico, la toma de decisiones y el trabajo en equipo** son muy apreciados en la designación de funcionarios, directivos o ejecutivos de una empresa, así como en la selección y evaluación del personal.

Entonces, **la condición de salud** de las personas pasa por **un conjunto de condiciones y derechos que van cambiando conforme evolucionan las relaciones sociales, ambientales y de higiene de los individuos.**

1.2. SABOREA LA VIDA: COMER BIEN PARA VIVIR MEJOR

Cuida tu comida como si fuera una medicina, para que no uses la medicina como si fuera tu alimento.

En América Latina y en los países subdesarrollados, existe una cultura muy arraigada en la vida rural. Nuestra generación es precedida por nuestros padres y/o abuelos, cuyos núcleos familiares estaban compuestos por numerosos miembros (mis padres, por ejemplo, tenían entre 10 y 13 hermanos). En cambio, mis contemporáneos, mis compañeros de promoción de escuela o estudios universitarios, tenemos en promedio de 3 a 4 hijos. Pero nuestros hijos, si tienen 1 hijo ya lo consideran bastante; muchos de ellos ya tienen reparos en la procreación y, si viven sin hijos, se considera «normal». Cierto es que esto es propio del **proceso de centralización y concentración del capital** en la sociedad moderna, así como del proceso de urbanización y la migración del campo a la ciudad, y del seguimiento poblacional allí donde se asientan **las relaciones capitalistas**.

Los hijos son considerados mano de obra en las labores rurales. Sin embargo, siendo este un proceso **histórico-social**, lleva detrás de sí un proceso de **desarrollo cultural** en el cual los **usos y costumbres** del campo son traídos a la ciudad, trayendo consigo consecuencias en la calidad de vida y la salud de las personas. En el campo, **la actividad física cotidiana requiere un mayor desgaste energético** en comparación con la realizada en las ciudades, debido a las variadas labores físicas que se desarrollan diariamente: caminar, trabajar en el campo (preparar los campos de cultivo, arar o rastrillar la tierra, curarla o voltearla, sembrar, cuidar los cultivos, cosechar, comercializar los productos, pastorear, trasladar o cuidar el ganado, realizar trabajos comunales, etc.), construir, cuidar y mejorar las viviendas y los caminos. Todo lo anterior supone una alimentación alta en el consumo de carbohidratos (papa, camote, yuca, arroz, menestras, etc.). Y si a eso **le añadimos el rico bagaje gastronómico del país**, podemos decir, entonces, que **el peruano, en general, come harto y rico.**

Por el contrario, en la vida citadina de América Latina y en los países subdesarrollados, está impregnada por el uso intensivo de los medios de transporte (autos, buses, barcos, lanchas, aviones, etc.) **y la tecnología** que acorta las distancias y la comunicación entre las personas (ascensores, escaleras eléctricas, radios, televisión, teléfonos, celulares, internet). La pandemia de COVID-19 evidenció, por ejemplo, la potencia que tiene la «educación virtual» allí donde se pudo desarrollar adecuadamente. **Todos estos hechos y procesos han traído consigo un menor desgaste de calorías en la vida cotidiana de las personas, pero, al mismo tiempo, mantienen sus «usos y costumbres rurales» traídos e impuestos por sus progenitores en sus hogares.**

Otro factor importante es **el nivel precario del sistema educativo,** en el cual, en el caso peruano **no se ha contemplado recientemente el nombramiento de profesores de educación física en el nivel primario. La currícula incluye, en el mejor de los casos, 2 horas de educación física a la semana**, cuando las recomendaciones de la **OMS**[1] **señalan con claridad que «Los niños y adolescentes deben realizar al menos una media de 60 minutos de actividad física diaria»** y que **«al menos tres días a la semana deberían incorporarse actividades aeróbicas de intensidad vigorosa, así como actividades que refuercen los**

1 *Directrices de la oms sobre actividad física y hábitos sedentarios* https://apps.who.int/iris/bitstream/handle/10665/337004/9789240014817-spa.pdf

músculos y los huesos». Todo esto se agravó durante la pandemia de COVID-19, en la cual la población vivió confinada bajo medidas que no abordaban de manera eficiente ni eficaz el tema de la salud y la alimentación saludable de la población.

Una alimentación saludable es, junto con la realización de una actividad física adecuada, **el factor más importante para evitar las enfermedades no transmisibles**, como los males **cardiovasculares, la hipertensión, las enfermedades respiratorias, la diabetes, la obesidad y el sobrepeso.**

Una alimentación saludable debe ser completa, variada y equilibrada. Completa, en la medida en que debe contener todos los nutrientes necesarios, como carbohidratos, proteínas, vitaminas y minerales esenciales. Variada, en cuanto debe responder a una alimentación que no sature ni enferme a la persona que la consume, que aproveche la riqueza o producción de su hábitat geográfico más cercano, que incluya productos de temporada, y que estimule y satisfaga a quien se alimenta. Equilibrada, en la medida en que se oriente hacia un objetivo específico en búsqueda de la calidad de vida de cada persona en particular: algunos buscarán un superávit calórico para subir de peso; otros, un déficit calórico para bajar de peso; y otros, finalmente, buscarán mantener un equilibrio calórico para conservar su peso o condición saludable.

Una alimentación saludable dependerá de la edad, del sexo, de la condición física y de la salud de las personas; pero también del estilo de vida y de los hábitos de cada individuo. Por ello, la historia de vida, la educación y la cultura tienen un peso determinante. Mantener una alimentación saludable **es un hábito** y, como tal, si se tiene, debe preservarse, y si no se tiene, debe adquirirse; nunca es tarde para empezar.

Los factores de riesgo para una alimentación saludable se centran en el consumo de comidas «chatarra», el exceso de azúcares, sales y harinas; el bajo consumo de frutas y verduras;

el sobrepeso, la obesidad, la inactividad física; el tabaquismo, el alcoholismo y el estrés.

Una alimentación saludable contribuye al fortalecimiento de nuestro sistema inmunológico, un hecho que ha cobrado mayor relevancia en la actual coyuntura global de la pandemia de COVID-19. Un ejemplo claro de esto son las investigaciones y métodos actuales para reducir e incluso combatir el cáncer a través de la **angiogénesis** (el sistema de nuestro cuerpo para crear y conservar los vasos sanguíneos).

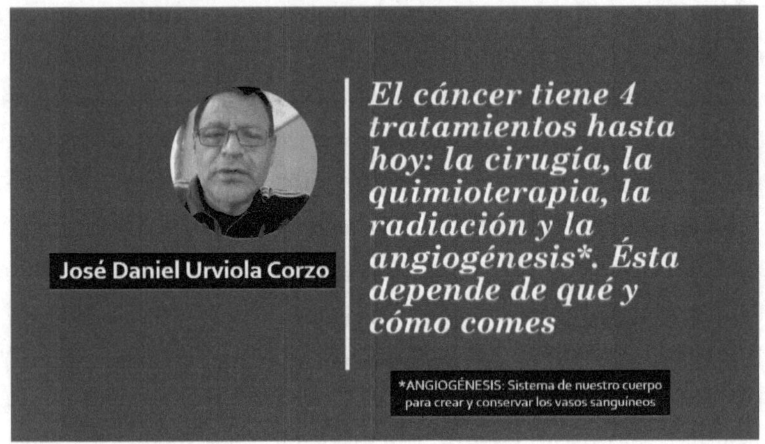

1.2.1. COME RICO

Los principios de una dieta balanceada son fundamentales para mantener una buena salud y prevenir enfermedades. Una dieta balanceada implica consumir una variedad de alimentos en las proporciones adecuadas para obtener todos los nutrientes necesarios para el funcionamiento óptimo del cuerpo. A continuación, se detallan los principios clave de una dieta balanceada, junto con ejemplos específicos.

1. Variedad de alimentos

Principio: Incluir una amplia gama de alimentos de todos los grupos alimenticios para asegurar una ingesta adecuada de todos los nutrientes esenciales.

Ejemplos:

- Frutas y verduras: consumir una variedad de frutas y verduras de diferentes colores (p. ej., espinacas, zanahorias, tomates, bayas, manzanas).
- Proteínas: incorporar diversas fuentes de proteínas como carne magra, pescado, huevos, legumbres, nueces y semillas.
- Granos: optar por granos enteros como avena, quinoa, arroz integral y pan integral.
- Lácteos: incluir productos lácteos bajos en grasa, como leche, yogur y queso, o alternativas no lácteas fortificadas, como leche de almendras o de soja.

2. Moderación y proporciones adecuadas

Principio: Consumir alimentos y porciones en cantidades que mantengan un peso saludable y proporcionen la energía suficiente sin excesos.

Ejemplos:

- Tamaño de las porciones: servir cantidades moderadas de cada grupo de alimentos, evitando porciones excesivas. Por ejemplo, una porción de carne del tamaño del puño de la mano, media taza de arroz integral y un puñado de almendras.

- Frecuencia de consumo: comer con regularidad, con tres comidas principales y dos meriendas pequeñas, si es necesario, para mantener niveles de energía constantes.

3. Equilibrio de macronutrientes

Principio: Asegurar un equilibrio adecuado entre carbohidratos, proteínas y grasas.

Ejemplos:

- Carbohidratos: deben constituir alrededor del 45-65 % de las calorías diarias. Optar por carbohidratos complejos, como granos enteros, frutas y verduras.
- Proteínas: deben constituir alrededor del 10-35 % de las calorías diarias. Incluir proteínas magras y de origen vegetal.
- Grasas: deben constituir alrededor del 20-35 % de las calorías diarias, priorizando grasas saludables, como las que se encuentran en el aceite de oliva, aguacates, nueces y pescados grasos como el salmón.

4. Consumo de micronutrientes

Principio: Obtener suficientes vitaminas y minerales a través de la dieta.

Ejemplos:

- Vitamina C: consumir cítricos, pimientos y fresas.
- Calcio: consumir lácteos, verduras de hojas verdes y productos fortificados.
- Hierro: consumir carnes rojas magras, legumbres y verduras de hojas verdes.

5. Hidratación adecuada

Principio: Mantener una ingesta adecuada de líquidos para apoyar todas las funciones corporales.

Ejemplos:

- Agua: beber al menos 8 vasos de agua al día.
- Bebidas saludables: incluir té, infusiones de hierbas y agua de coco, limitando el consumo de bebidas azucaradas y alcohólicas.

6. Consumo controlado de azúcares y sal

Principio: Reducir el consumo de azúcares añadidos y sodio para prevenir enfermedades crónicas.

Ejemplos:

- Azúcares añadidos: limitar el consumo de refrescos, dulces, pasteles y productos procesados con alto contenido de azúcar.
- Sodio: optar por hierbas y especias para sazonar en lugar de sal, y reducir el consumo de alimentos procesados y enlatados.

7. Alimentos frescos y menos procesados

Principio: Priorizar alimentos frescos y mínimamente procesados para una mayor calidad nutricional.

Ejemplos:

- Frescos: elegir frutas y verduras frescas en lugar de enlatadas o procesadas.
- Menos procesados: optar por carnes frescas en lugar de embutidos y granos enteros en lugar de productos refinados.

8. Atención al balance calórico

Principio: Asegurar que la ingesta calórica se equilibre con el gasto energético para mantener un peso saludable.

Ejemplos:

- Control de peso: ajustar las porciones y la frecuencia de las comidas en función del nivel de actividad física y las necesidades calóricas individuales.

9. Atención a las sensaciones corporales

Principio: Comer con atención plena, escuchando las señales de hambre y saciedad del cuerpo.

Ejemplos:

- *Mindful Eating*: comer lentamente, saboreando cada bocado y deteniéndose cuando se sienta satisfecho, no lleno.

10. Flexibilidad y sostenibilidad

Principio: Adoptar una dieta que sea flexible y sostenible a largo plazo, evitando restricciones extremas.

Ejemplos:

- Flexibilidad: permitir indulgencias ocasionales sin culpa, como un postre favorito o una comida fuera.
- Sostenibilidad: elegir un estilo de alimentación que pueda mantenerse a lo largo del tiempo sin sensación de privación.

1.2.2. COMER SALUDABLE

El bienestar no es solo la ausencia de enfermedad, sino la presencia de hábitos que nos llenan de vida y energía.

En plena pandemia, en 2021, Perú continuaba recibiendo uno de los reconocimientos más prestigiosos a nivel mundial: el World Travel Award al «Mejor Destino Culinario del Mundo». Este galardón destaca el papel de la gastronomía como uno de los mayores atractivos del turismo en el país. Los premios recibidos fueron: «**Destino culinario líder en el mundo, Destino cultural líder en el mundo y Atracción turística líder en el mundo**».[2]

Entonces, comer rico en Perú no es una novedad; es algo reconocido mundialmente. Sin embargo, como hemos visto hasta ahora, una alimentación saludable requiere ser completa, equilibrada y variada. **La variedad** la otorgan las características geográficas y climáticas del país (Perú cuenta con costa, sierra y selva, y con 38 climas)[3], que garantizan una producción agraria como rica fuente de frutas, verduras, tubérculos, etc., que se complementan muy bien con la producción de proteínas animales de todo tipo y de pescados de ríos, lagos y mar.

¿El peruano promedio requiere de «dietas» especiales para una alimentación saludable? Firmemente, creemos que no, ya que **lo de «completa y equilibrada» depende fundamentalmente del sistema educativo, mientras que la variedad nos la ofrecen las condiciones naturales del país.** Bastaría con asimilar la importancia del concepto de un **plato inteligente** para que en la

---

2 Recuperado el 10/02/2022 de: https://www.peru.travel/es/noticiasperu-gano-tres-premios-en-los-world-travel-awards-2021

3 El Mapa de Clasificación Climática del Perú - Resumen https://idesep.senamhi.gob.pe/geonetwork/srv/api/records/9f18b911-64af-4e6b-bbef-272bb20195e4/attachments/Resumen %20ejecutivo %20Climas %20del %20Peru %CC %81.pdf

vida cotidiana de las personas se cree una nueva cultura alimenticia sin menoscabo de nuestro enorme poder culinario. Un plato inteligente supone: ½ plato de verduras, ¼ del plato con proteínas y el otro ¼ con carbohidratos. En la imagen, un ejemplo.

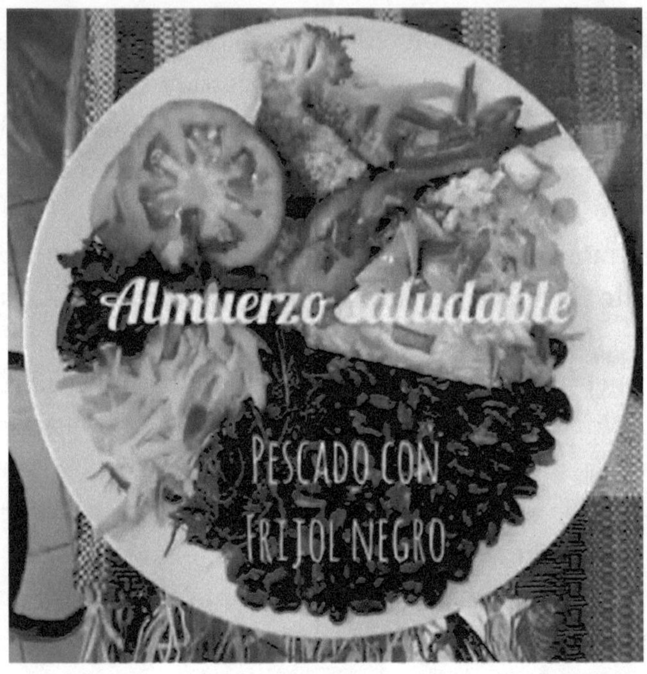

Fuente: https://www.facebook.com/104894798071366/videos/201507158097578

No se requiere una «dieta» especial, salvo prescripción médica. Por lo general, hay que tener en cuenta que las calorías gastadas en el esfuerzo de la vida diaria deben ser mayores que el consumo de calorías en los alimentos si el objetivo es bajar de peso, produciendo, por tanto, lo que se conoce como **déficit calórico**. Y, al revés, si el objetivo es subir de peso, el gasto calórico en las actividades cotidianas debe ser menor que el consumo de calorías en los alimentos, generando, por tanto, lo que se conoce como **superávit calórico**.

Ningún alimento por sí mismo está prohibido en su consumo; todo depende de mantener un equilibrio calórico adecuado para cada persona y sus características particulares. Por tanto, siempre será necesario conocer la cantidad de calorías que contiene cada alimento que consumes.

1.2.3. MANTENTE FRESCO: NO OLVIDES HIDRATARTE

Si tomamos en cuenta que el **80 % del cuerpo está compuesto por agua**, podemos entender su importancia para nuestra salud.

Los procesos metabólicos del cuerpo tienen en el agua un elemento sustancial para la transformación de los macronutrientes en los nutrientes necesarios para una vida saludable. Los procesos metabólicos son los cambios físicos y, fundamentalmente, químicos en la transformación de nuestros alimentos en los nutrientes vitales que generan la energía necesaria o de reserva para los seres vivos.

El agua nos permite **eliminar los desechos**, evita su acumulación en el cuerpo y **regula la digestión**; desintoxica las células y los tejidos corporales.

El agua también ayuda a **disminuir la ansiedad** generada por el entorno natural o social.

Acuérdate de beber de 8 a 10 vasos como mínimo diariamente. Evita consumirla con azúcares. Y recuerda que tu cuerpo es el único lugar que tienes, finalmente, para vivir.

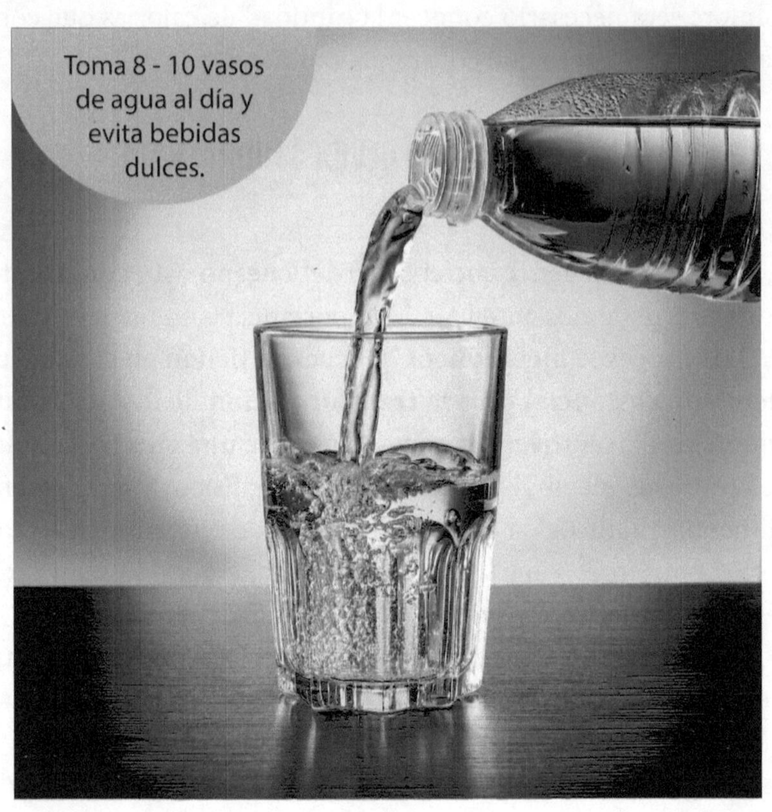
Toma 8 - 10 vasos
de agua al día y
evita bebidas
dulces.

1.3. MUÉVETE Y SÉ FELIZ

Una vida saludable es el regalo más grande que puedes darte; cada pequeño paso hacia el bienestar es una victoria para tu futuro.

Hoy en día, el entrenamiento deportivo de alta competencia, al igual que la ejercitación orientada a mejorar la calidad de vida de las personas, debe tener en cuenta el **sistema metabólico** del ser humano para afirmar científicamente la mejora de la performance o del rendimiento físico, tanto de los atletas como de las personas en general.

Esta pandemia (COVID-19) ha demostrado que, **para alcanzar una calidad de vida adecuada o un alto rendimiento deportivo**, no se requieren necesariamente todas las mejores condiciones en términos de recursos materiales o infraestructura. Desde las condiciones de una cuarentena sanitaria global, las personas con gran iniciativa han adaptado los espacios (en casa o al aire libre) para realizar sus entrenamientos o rutinas de ejercicios, y han adecuado sus aparatos o herramientas deportivas con lo que tenían en casa (mancuernas con botellas de plástico llenas; pesas con mochilas, piedras, etc.). Los métodos de entrenamiento han pasado a ser más funcionales, con mayor intensidad, pero en menos tiempo y espacio. Los intervalos y los circuitos de ejercitación se han adaptado a las circunstancias, poniendo en juego la creatividad de entrenadores y atletas.

Las capacidades físicas condicionales y coordinativas deben considerarse en su conjunto desde una temprana edad en todas las personas, fortaleciendo la creatividad en el trabajo. El desarrollo del equilibrio y la propiocepción es esencial. Las horas de descanso son indispensables para mejorar el rendimiento físico de las personas y, con mayor razón, si están sometidas a un proceso de entrenamiento. También debe considerarse el concepto de descanso activo.

La ejercitación, al igual que el entrenamiento, debe tomar en cuenta el trabajo con nuestro cuerpo, mente y espíritu.

Beneficios de la ejercitación o la actividad física:

- Contribuye al equilibrio metabólico del ser humano.
- Controla el peso corporal: reduce la obesidad y el sobrepeso.
- Genera placer al estimular la producción de hormonas como la endorfina y la dopamina.
- Combate las presiones psicológicas como el estrés, la ansiedad, la depresión, etc.; mejora la salud mental de las personas, reduce la irritabilidad, la agresividad, la ira, la angustia y el riesgo de suicidio; incrementa el bienestar en general.
- Aumenta la autoestima de las personas.
- Incrementa la vitalidad y la energía necesarias para la vida cotidiana.
- Mejora las capacidades propioceptivas y de control corporal.
- Aumenta las capacidades condicionales o fundamentales (fuerza, resistencia, flexibilidad y velocidad, principalmente), así como otras capacidades coordinativas (ojo-cuerpo, equilibrio, puntería, precisión, etc.).
- Mejora las habilidades sociales a través de las capacidades sociomotrices.
- Previene y reduce los riesgos de pérdida de facultades cognitivas en personas de avanzada edad (como Alzheimer y Parkinson, entre otras).
- Estimula las capacidades cognitivas, como la memoria,

la atención, el conocimiento, y el pensamiento crítico, divergente y alternativo.

- Incrementa las capacidades productivas y laborales de las personas.
- Reduce el riesgo de adicciones como el tabaquismo, la ludopatía, el alcoholismo o las drogas.
- Contribuye a forjar una educación y cultura en valores positivos, tales como la paz, la solidaridad, la competitividad bien entendida, la perseverancia, la gestión de frustraciones y derrotas para convertirlas en estímulos de superación, el trabajo en equipo, la resiliencia, la higiene, el orden y la responsabilidad. Estas llamadas habilidades blandas son altamente demandadas en el mercado laboral actual.
- Incrementa la esperanza de vida de las personas, de una comunidad y de un país.
- Potencia y estimula una mejor vida sexual.

La ejercitación tiene como objetivo mejorar las condiciones físicas de las personas para elevar, mejorar o preservar su calidad de vida y, por lo tanto, fortalecer su sistema inmunológico, así como sus capacidades físicas para la vida y para cumplir los roles o papeles que desempeñamos en la sociedad. La ejercitación no tiene los mismos objetivos que el proceso de entrenamiento deportivo. Con la ejercitación, mejoramos nuestras capacidades respiratorias; fortalecemos nuestros sistemas de estabilidad corporal (centrados en los grandes grupos de articulaciones, como los hombros, la cadera y las rodillas, teniendo el punto de gravedad como un referente importante a trabajar); reducimos el riesgo de accidentes que pueden ser fatales en la vida diaria, como romperse la cadera al entrar o salir de la ducha, al subir o bajar escaleras, especialmente en edades avanzadas; mejoramos nuestras capacidades coordinativas y de flexibilidad; estimulamos nuestras capacidades cognitivas; y reducimos el riesgo de padecer enfermedades de todo tipo asociadas a males cardíacos, respiratorios, diabetes, alergias y cáncer, todas estas enfermedades relacionadas, de alguna forma, con la obesidad y el sobrepeso. Además, mejora los hábitos alimenticios, de higiene y las capacidades de interacción social.

El ejercicio es una actividad física desarrollada expresamente para mantener o mejorar la condición física y la salud. Algunos autores dividen la actividad física en dos áreas: la **incidental**, que considera toda la actividad motriz que realizamos en la vida diaria y cotidiana en el hogar, el trabajo, etc.; y el área **estructurada**, que comprende la actividad motriz (por lo general mayor de 10 minutos) que realizamos con el fin de mejorar la condición física y la salud (esta última es la que podemos llamar ejercitación propiamente dicha), como caminar, correr, saltar, nadar, andar en bicicleta, realizar driles, bailar, etc.

Lo opuesto a la ejercitación es el sedentarismo (la falta de actividad física necesaria para vivir adecuadamente), que trae como secuela la obesidad (exceso de grasa corporal).

1.4. EL ENTRENAR Y FORTALECER TU CUERPO

A diferencia de la ejercitación, que realiza la acción motriz con el objetivo de mejorar o recuperar una condición saludable, **el entrenamiento es la actividad física, la acción motriz, realizada de manera planificada con el fin de competir** y, por tanto, alcanzar los más altos rendimientos como acción motriz competitiva y obtener los mejores resultados deportivos. La competencia es el concepto clave que define al proceso de entrenamiento. Podríamos, entonces, decir perfectamente que: el ejercicio (la ejercitación) es a la salud, como el entrenamiento es a la competencia.

1.5. CONOCE TU CUERPO: EVALUACIONES FÍSICAS

Es el conjunto de factores y referencias que nos sirven para determinar en qué capacidad se encuentra una persona para realizar una actividad física, una acción motriz o cualquier actividad que comprometa el funcionamiento complejo del cuerpo **al moverse con un propósito determinado. Esto supone un esfuerzo físico** que puede ser medido para **evaluar la economía del esfuerzo en la realización de una tarea específica. Es la medida que nos proporciona información acerca de la fatiga de la persona durante la actividad física, permitiéndonos prevenir lesiones y programar su actividad física de manera adecuada.**

La condición física **se mide principalmente en las capacidades físicas condicionales**: fuerza, velocidad, resistencia y flexibilidad. No se niegan las demás capacidades, especialmente en función del objetivo de la ejercitación o de la actividad física específica.

La condición física se mide de diferentes formas. Una de las más simples, pero importantes, es el **test de Ruffier-Dickson.**[4] Tras su aplicación, los resultados deben ubicarse en la siguiente tabla:

4 Para que puedas ver cómo aplicar este test te sugiero el siguiente video: https://www.youtube.com/watch?v=bK2gIs89CJg

ÍNDICE DE RUFFIER-DICKSON	ESTADO
= A CERO	EXCELENTE - PROPIO DE ATLETAS DE ALTA COMPETENCIA
= 0.1 - 5	BUENO
= 5.1 - 10	MEDIO
= 10.1 - 15	INSUFICIENTE
= 15.1 - 20	MALO - REQUIERE EVALUACIÓN MÁS PROFUNDA

El test de Ruffier-Dickson permite medir la capacidad aeróbica, la resistencia de corta duración y la capacidad cardíaca; en consecuencia, evalúa la condición física de las personas. Se utiliza ampliamente en el ámbito escolar y entre personas que desean conocer su nivel de condición física.

Este test requiere controlar el pulso cardíaco de la persona en tres momentos:

- **Momento 1 (P1)**: en condición de reposo, antes de realizar el esfuerzo físico que demanda el test.
- **Momento 2 (P2)**: el pulso cardíaco medido inmediatamente después de realizar 30 sentadillas en un máximo de 45 segundos (se usa un marcador de ritmo para este fin).
- **Momento 3 (P3)**: el pulso cardíaco tomado al minuto de descanso, tras la recuperación respiratoria, después de completar las 30 sentadillas del test.

El test de Ruffier-Dickson utiliza la siguiente fórmula para llegar a ubicar los resultados en la tabla antes presentada:

(P1 + P2 + P3) - 200 / 10

1.5.1. TU CORAZÓN EN RITMO: FRECUENCIA CARDIACA

La frecuencia cardíaca es la medida del número de pulsaciones que realiza el corazón de una persona en un minuto en reposo. La frecuencia cardíaca de una persona puede variar por diversos factores: la hora en que se realiza el control cardíaco, la actividad física que realiza la persona, la condición de salud de esta (enfermedades crónicas, por ejemplo; glandulares, psiquiátricas, fiebres, deshidratación, shock de calor, hipotermia, etc.), las emociones (miedo, pánico, ira, sorpresa, etc.), el estrés que atraviesa, el clima en el que se encuentre, la posición geográfica respecto a la altura del mar, si la persona está en condición de vigilia o dormida, la edad, etc.

La frecuencia cardíaca se utiliza en la educación física, los deportes y la recreación como el medio más eficaz para realizar un control científico del trabajo físico de las personas. También se considera uno de los signos vitales en el campo de la medicina.

«Estas pulsaciones en un adulto pueden rondar las 60-80 pulsaciones por minuto, y en una persona muy activa, deportista pueden estar entre 40-50 pulsaciones por minuto. En los niños menores de 6 años y hasta los 9 años, puede rondar los 70-115 latidos por minuto. En una persona adulta mayor puede rondar los 40-60 latidos por minuto».[5]

La frecuencia cardíaca máxima es importante considerarla en toda actividad física que se desarrolle, especialmente en el proceso de entrenamiento, ya que se deben tener en cuenta tanto los rangos de un esfuerzo insuficiente como los de un esfuerzo excesivo; ambas condiciones son negativas para alcanzar los objetivos propuestos en una actividad física saludable y/o en una actividad física de entrenamiento propiamente dicha. La frecuencia máxima debe ser tomada en cuenta para no poner en

5 Fuente: https://www.academiadenatacionlosdelfines.com/la-frecuencia-cardiaca-y-la-natacion/

riesgo a la persona que entrena. Una manera simple de conocer la frecuencia máxima de una persona es aplicando una simple resta:

En el caso de varones a 220 le restamos la edad de la persona.

En el caso de la mujer a 225 le restamos la edad de la persona.

Si se desea una mayor precisión, podemos decir que la frecuencia cardíaca máxima toma en cuenta la edad, el pulso en reposo y el sexo de la persona. A nivel médico, se realizan pruebas de rendimiento físico con máquinas sofisticadas que miden la condición física de la persona, como su frecuencia cardíaca máxima.

En el sistema de entrenamiento basado en el control del pulso cardíaco, se encuentran cinco niveles de uso del ritmo cardíaco:

Nivel 1: Considera un trabajo moderado (50 %)
Nivel 2: De trabajo aeróbico 1 (60 %)
Nivel 3: Trabajo aeróbico 2 (manejo de peso, 70 %)
Nivel 4. Umbral del trabajo anaeróbico (80-90 %)
Nivel 5: Trabajo de alta intensidad (95-100 % peligro)[6]

1.5.2. ENERGÍA PARA EL DÍA A DÍA: NECESIDADES CALÓRICAS

Todo lo que comemos nos produce kilocalorías, excepto el agua.

Una alimentación saludable está orientada a tener un **equilibrio kilocalórico** (lo que comemos nos proporciona las kilocalorías necesarias que vamos a gastar con nuestra labor diaria). Cuando hablamos de **déficit kilocalórico**, entendemos la diferencia menor de kilocalorías que se genera al ingerir, a través de los alimentos, menos kilocalorías de las necesarias para realizar físicamente nuestras labores diarias. Y cuando hablamos de **superávit kilocalórico**, entendemos el excedente de kilocalorías

6 Recuperado en abril de 2022 de: https://www.academiadenatacionlosdelfines.com/la-frecuencia-cardiaca-y-la-natacion/

generado por la cantidad de alimentos ingeridos en comparación con las kilocalorías que consumimos en nuestras labores diarias (físicamente).

Existen varias fórmulas para calcular el requerimiento energético de una persona, recordando que cada persona tiene un requerimiento energético específico. Nadie debe copiar el requerimiento energético de otras personas.

Aquí utilizaremos la **fórmula de Harris-Benedict**. Esta requiere los siguientes datos: **peso, talla, edad y el nivel de actividad física** de la persona (**sedentaria**; actividad física **ligera** de 1 a 3 días de entrenamiento o actividad física; actividad física **moderada** de 4 a 5 días de entrenamiento o de actividad física; actividad física **intensa** de 6 a 7 días de la semana). Para aprender a calcular tu requerimiento kilocalórico, te recomendamos el siguiente video: https://youtu.be/oCTlFneDiqw

1.5.3. MANTÉN EL EQUILIBRIO: OBESIDAD Y SOBREPESO

El exceso de peso comprende, según la OMS, el sobrepeso y la obesidad. Ambos son trastornos de la condición natural del peso corporal de la persona y se convierten en enfermedad al no controlarse mediante un estilo de vida saludable.

El sobrepeso, y con mayor incidencia la obesidad, nos conducen con el tiempo a desarrollar enfermedades crónicas muy peligrosas, con alto riesgo de mortalidad, como la hipertensión, la diabetes *mellitus* tipo 2, etc.

El aumento de peso de una persona se debe, principalmente, al desarrollo de una inadecuada cultura de vida, influenciada por las costumbres y tradiciones sociales del grupo y, fundamentalmente, de la familia. Este factor se explica por la **crisis de orden societal**, en la que el desarrollo capitalista en su modelo neoliberal no prioriza al ser humano, a la persona, al ciudadano, sino al mercado, el lucro o la ganancia, y donde sectores esencialmente sociales como la salud y la educación no están alineados para resolver este gravísimo problema. **La única salida en este contexto es el desarrollo de una nueva cultura de vida saludable**, con la acción de cada persona en favor de su salud, la defensa de su vida y el impulso de nuevas políticas sociales y públicas.

El aumento de peso de una persona también puede ser explicado por **factores genéticos** como el síndrome Bardet-Biedl y Prader-Willi.[7] Sin embargo, una condición genética no puede «condenar» de manera absoluta e inevitable la vida de todas las personas a la obesidad y/o sobrepeso, ya que el factor genético necesita obligadamente de las otras condiciones externas como los de una inadecuada alimentación y de una insuficiente actividad física necesaria, de una vida sedentaria para su activación.

El exceso de peso también puede presentarse por factores como el **consumo de medicamentos**, tales como los esteroides y los antidepresivos.

Asimismo, el exceso de peso puede originarse por la **presencia de algunas enfermedades**, como el síndrome de Cushing y el síndrome de ovario poliquístico.

«**La enfermedad de Cushing** (r/n) es provocada por un tumor o crecimiento excesivo (hiperplasia) de la hipófisis. Esta glándula está localizada justo debajo de la base del cerebro. Un tipo de tumor de la hipófisis llamado adenoma es la causa más común. Un adenoma es un tumor benigno (no es canceroso)».[8]

El síndrome de ovario poliquístico se produce por un trastorno hormonal; las mujeres en edad reproductiva presentan menstruaciones irregulares y niveles excesivos de hormonas masculinas (andrógenos). Aún no se conoce la causa de este

---

7 Sobre el síndrome de Prader-Willi ver: https://www.mayoclinic.org/es-es/diseases-conditions/prader-willi-syndrome/diagnosis-treatment/drc-20356002

8 Recuperado el 28/04/2022 de: https://medlineplus.gov/spanish/ency/article/000348.htm

síndrome, pero requiere un tratamiento temprano, evitar el exceso de peso y, por tanto, minimizar los riesgos de enfermedades graves, como la hipertensión o la diabetes tipo 2, entre otras.

La obesidad y el sobrepeso se consideran como **«acumulación anormal o excesiva de grasa».**

«La obesidad y el sobrepeso **han alcanzado proporciones epidémicas (r/n).** Las tasas de obesidad casi se han triplicado desde 1975 y han aumentado casi cinco veces en niños y adolescentes, afectando a personas de todas las edades y de todos los grupos sociales en la región de las Américas y del mundo».

«**La región de las Américas tiene la prevalencia más alta de todas las regiones de la Organización Mundial de la Salud,** con un **62,5 % de los adultos con sobrepeso u obesidad (64,1 % de los hombres y 60,9 % de las mujeres; r/n).** Si se examina únicamente la obesidad, se estima que afecta al 28 % de la población adulta (26 % de los hombres y 31 % de las mujeres)».

«**La epidemia no es ajena a los niños y adolescentes.** En el grupo de 5 a 19 años, el **33.6 % de los niños, niñas y adolescentes están afectados por sobrepeso u obesidad,** y el **7.3 % de los niños y niñas menores de cinco años,** de acuerdo con las últimas estimaciones de UNICEF, la OMS y el Banco Mundial» (r/n).[9]

9 Recuperado 02/05/2022 de: https://www.paho.org/es/temas/prevencion-obesidad

1.5.4. DESCUBRE TU PESO IDEAL: ÍNDICE DE MASA CORPORAL

El índice de masa corporal (IMC) es el indicador más práctico y económico para obtener información, relativamente indispensable, sobre el estado de salud de una persona. Este IMC es la relación que se establece entre el peso de una persona dividido entre la talla elevada al cuadrado.

La Organización Mundial de la Salud establece una tabla para identificar la condición de salud de las personas:

Clasificación	IMC (Kg/m²)	Riesgo
Normal	18.5 - 24.9	Promedio
Sobrepeso	25 - 29.9	Aumentado
Obesidad grado I	30 - 34.9	Moderado
Obesidad grado II	35 - 39.9	Severo
Obesidad grado III	Más de 40	Muy Severo

Fuente: OMS (Organización Mundial de la Salud)

Para niños y adolescentes la tabla tiene una especificación que a continuación presentamos:

Niñas	Niños					Normal
Sobrepeso	Obeso	Delgadez	Normal	Sobrepeso	Obeso	14.5 - 17.9
18.0 - 19.0	> 19.1	< 14.8	14.9 - 18.1	18.2 - 19.2	> 19.3	14.1 - 17.1
17.2 - 18.1	> 18.2	< 14.6	14.7 - 17.3	17.4 - 18.1	> 18.2	13.8 - 16.7
16.8 - 17.9	> 18.2	< 14.0	14.1 - 16.7	16.9 - 17.7	> 17.8	13.6 - 16.7
16.8 - 18.1	> 18.2	< 13.8	13.9 - 16.7	17.0 - 18.3	> 18.0	13.5 - 17.0
17.1 - 18.7	> 18.8	< 13.8	13.9 - 16.9	17.0 - 18.3	> 18.4	13.5 - 17.7
17.8 - 19.5	> 19.6	< 13.7	13.8 - 17.3	17.4 - 19.1	> 19.2	13.7 - 18.2
18.3 - 20.5	> 20.6	< 13.8	13.9 - 17.8	17.9 - 19.9	> 20.0	13.9 - 19.0
19.1 - 21.7	> 21.8	< 13.9	14.0 - 18.5	18.6 - 20.9	> 21.0	14.1 - 19.9
20.0 - 22.9	> 23.0	< 14.2	14.3 - 19.3	19.4 - 22.0	> 22.1	14.5 - 20.7
20.8 - 23.9	> 24.0	< 14.5	14.6 - 20.1	20.2 - 23.1	> 23.2	14.9 - 21.7

21.8 - 25.1	> 25.2	< 15.0	15.1 - 20.9	21.0 - 24.1	> 24.2	15.4 - 22.5
22.6 - 26.2	> 26.3	< 15.4	15.5 - 21.7	21.8 - 25.0	> 25.1	15.9 - 23.2
23.3 - 27.1	> 27.2	< 16.0	16.1 - 22.5	22.6 - 25.9	> 26.0	16.4 - 23.9
24.0 - 27.9	> 28.0	< 16.5	16.6 - 23.3	23.4 - 26.7	> 26.8	16.9 - 24.5
24.6 - 28.7	> 28.8	< 17.1	17.2 - 24.1	24.2 - 27.4	> 27.5	17.3 - 25.1
25.2 - 29.5	> 29.6	< 17.6	17.7 - 24.8	24.9 - 28.1	> 28.2	17.9 - 25.5
25.6 - 30.1	> 30.2	< 18.2	18.3 - 25.5	25.6 - 28.8	> 28.9	18.6 - 24.9
25.0 - 29.9	> 30.0	< 18.5	18.6 - 24.9	25.0 - 29.9	> 30.0	

IMC	
Edad	Delgadez
2	< 14.4
3	< 14.0
4	< 13.7
5	< 13.5
6	< 13.4
7	< 13.4
8	< 13.6
9	< 13.8
10	< 14.0
11	< 14.4
12	< 14.8
13	< 15.3
14	< 15.8
15	< 16.3
16	< 16.8
17	< 17.2
18	< 17.8
>18	< 18.5

Fuente: OMS.[10]

10 Recuperado el 04/07/2022 de: https://calcular-imc.online/calcular-imc-en-ninos-y-adolescentes/

Para que puedas a través de un vídeo entender mejor qué es el IMC y para que se usa te recomiendo un vídeo rescatado desde YouTube: https://youtu.be/6bWUl6tRZiQ

1.5.5. CUIDA TU AZÚCAR: PREVENCIÓN DE LA DIABETES

Es una **enfermedad crónica** (permanente, que dura hasta el último día de una persona una vez detectada) que afecta la forma en que el cuerpo procesa y convierte los alimentos ingeridos en energía. Una persona diabética no produce la suficiente insulina que requiere su cuerpo o no usa ni procesa adecuadamente la insulina que produce.

Existen **dos tipos de diabetes**. La diabetes **tipo 1 es congénita** y es producida por una reacción autoinmunitaria (el cuerpo mismo ataca, por deficiencia, sus propias células del páncreas, que es la glándula endocrina en donde se produce la insulina), por lo cual el cuerpo no produce la insulina necesaria. Hasta el día de hoy, nadie puede prevenir la diabetes tipo 1.

La insulina es la hormona que produce el páncreas y que facilita el control, regula, procesa la presencia de la glucosa en la sangre.

La diabetes tipo 2 (*Mellitus*) es la de mayor presencia, mayor relevancia y de amenaza de la salud pública.

> *Esta es una afección en la que sus células no responden normalmente a la insulina. Como resultado, su cuerpo necesita más insulina para ayudar a que la glucosa ingrese a las células. Al principio, su cuerpo produce más insulina para tratar de que las células respondan. Pero con el tiempo, su cuerpo no puede producir suficiente insulina y sus niveles de glucosa en la sangre aumentan.*
>
> DR. CÉSAR ROJAS HUAROTO

Es una diabetes adquirida por la creación de hábitos inadecuados de alimentación y nutrición en las personas; es una diabetes que solo se explica por una deficiente información y educación de las personas. Aunque es una enfermedad con altas tasas de mortalidad, es completamente evitable y controlable mediante una nueva cultura de vida saludable.

También existe una diabetes gestacional que puede complicar la vida de las personas gestantes si no se previene.

> *...es un tipo de diabetes que aparece por primera vez durante el embarazo en mujeres embarazadas que nunca antes padecieron esta enfermedad. En algunas mujeres, la diabetes gestacional puede afectarles en más de un embarazo. La diabetes gestacional por lo general aparece a la mitad del embarazo. Los médicos suelen realizar estudios entre las 24 y 28 semanas del embarazo.*
>
> ÍDEM

Para el control de la diabetes, como enfermedad crónica no curable, se deben tener en cuenta las siguientes magnitudes:

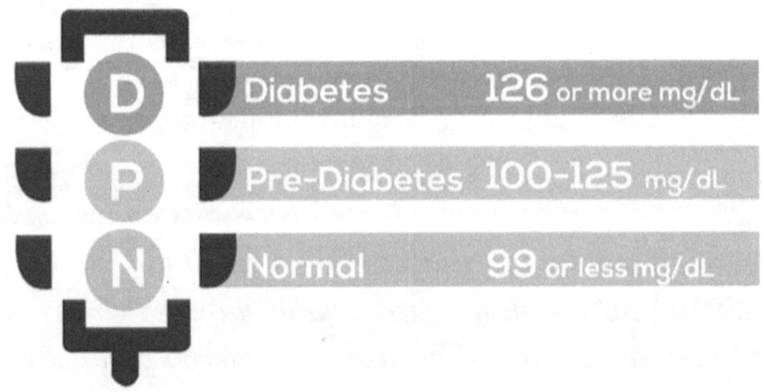

La diabetes tipo 1 aparece tempranamente en las personas, antes de los 30 años; mientras que la diabetes tipo 2 suele agravarse y presentar molestias con la edad avanzada. La diabetes tipo 1 es provocada por una deficiencia del propio sistema inmunológico (nuestro propio organismo ataca las células del páncreas), mientras que la diabetes tipo 2 es causada por el sedentarismo y el exceso de peso (obesidad o sobrepeso).

Las personas con diabetes tipo 1 suelen ser delgadas morfológicamente, mientras que los diabéticos tipo 2 suelen tener un volumen abdominal pronunciado. Las personas diabéticas tipo 1 no presentan manifestación cutánea alguna, mientras que las diabéticas tipo 2 presentan piel seca, pruriginosa y manchas negras cutáneas. En ambos casos, se requiere un control dietético o alimenticio supervisado y actividad física controlada por especialistas. El control de los diabéticos tipo 1 requiere un control glucémico diario, mientras que los diabéticos tipo 2 requieren un control médico periódico.

Las principales complicaciones que puede causar la diabetes son enfermedades cardiovasculares, enfermedades cerebrovasculares, retinopatías y visión borrosa, neuropatías periféricas, nefropatías (daños renales) y el conocido pie diabético.

El tratamiento incluirá:

- Inyecciones de insulina (después de alcanzar la dosis máxima de hipoglucemiantes orales).
- Controles frecuentes de glucosa en sangre.
- Cálculo de hidratos de carbono.
- Hipoglucemiantes orales (metformina 500-800 mg, glibenclamida 5 mg).

Los principales síntomas son:

SÍNTOMAS DE LA DIABETES DE TIPO 1	SÍNTOMAS DE LA DIABETES DE TIPO 2
Sed anormal y boca seca	Sed excesiva y boca seca
Micción frecuente	Micción frecuente y abundante
Falta de energía, agotamiento	Falta de energía, cansancio extremo
Visión borrosa	Visión borrosa
Sensación de hambre constante	Infecciones cutáneas recurrentes
Pérdida repentina de peso	Cicatrización lenta de las heridas
Enuresis nocturna	Hormigueo o entumecimiento en manos y pies

1.5.6. MANTÉN LA PRESIÓN A RAYA: EVITA LA HIPERTENSIÓN

Es otra enfermedad crónica, silenciosa, que no se percibe hasta que los síntomas se presentan y es tarde para prevenirla. Es una enfermedad que, salvo en casos de predisposición genética, es posible prevenir desarrollando una nueva cultura de vida saludable.

Esta enfermedad relaciona la capacidad de bombeo de sangre que tiene el corazón con la presión que esta capacidad ejerce en los vasos sanguíneos (venas y arterias). Se acentúa con el avance de la edad (solo este dato debería darnos una idea sobre la importancia de evitar hábitos de vida inadecuados).

La presión arterial puede ser de dos tipos: presión sistólica y presión diastólica.

La presión sistólica es la que se ejerce con la contracción del corazón y el consiguiente empuje de la sangre por este. Esta presión es conocida como presión alta. La presión sistólica ideal es de 120 mmHg y se considera alta a partir de los 140 mmHg.

La presión diastólica es la que se ejerce con la relajación del músculo cardíaco entre un latido y otro, cuando se deja de empujar la sangre en los vasos sanguíneos. Esta presión es conocida como presión baja. La presión diastólica ideal es de 80 mmHg y se considera alta a partir de los 90 mmHg.

Las manifestaciones que puede tener una presión arterial alta son comúnmente:

- Dolores de cabeza matutinos.
- Hemorragias nasales.
- Ritmo cardiaco irregular.
- Alteraciones audífonas.

¿Qué complicaciones puede traer una hipertensión arterial?

- Accidentes cerebrovasculares.
- Alteraciones de la visión.
- Pérdida de la memoria.
- Insuficiencia renal.
- Desgarro de la capa interna de la arteria.
- Enfermedad coronaria y angina de pecho.
- Insuficiencia cardíaca.
- Infarto al miocardio.

¿Cuáles son los factores de riesgo de una hipertensión arterial?

- El exceso de peso (sobrepeso y obesidad).
- Una mala alimentación.
- Excesivo consumo de sal.
- Consumo de cigarrillos, tabaco.
- Estrés.
- Consumo excesivo de alcohol.

- Factores genéticos.
- Sedentarismo.

Esta enfermedad es una de las principales causas de muertes prematuras en el mundo.

En el **Perú**, en el 2020, el **16.4 %** de personas de 15 y más años presentó **presión arterial alta,** según medición de la ENDES.

12.0 % Los **hombres fueron más afectados** que las mujeres.

21.3 % En el **área urbana** fue 17.3 %.

En el **área rural** 12,6 %.

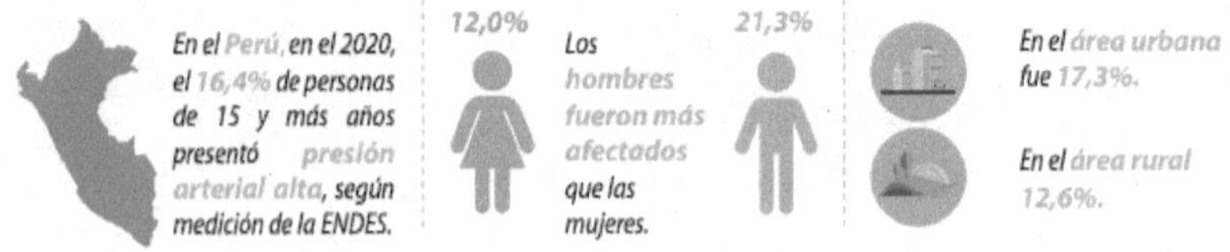

Fuente: ENDES 2020.

La población mayor de 15 años está afectada en un 16,4 % por la hipertensión arterial al 2020; y de estos, los varones son los más afectados, así como las zonas urbanas.

En el Perú, los índices más altos de hipertensión se encuentran asociados a una mayor urbanización. Al observar las regiones, se evidencia una relación inversamente proporcional entre el nivel de urbanización y la prevalencia de hipertensión. Veamos el siguiente cuadro ilustrativo:

GRÁFICO N° 1.1
PERÚ: PERSONAS DE 15 Y MÁS AÑOS DE EDAD CON PRESIÓN ARTERIAL ALTA DE ACUERDO A MEDICIÓN EFECTUADA, SEGÚN REGIÓN NATURAL, 2020
(Porcentaje)

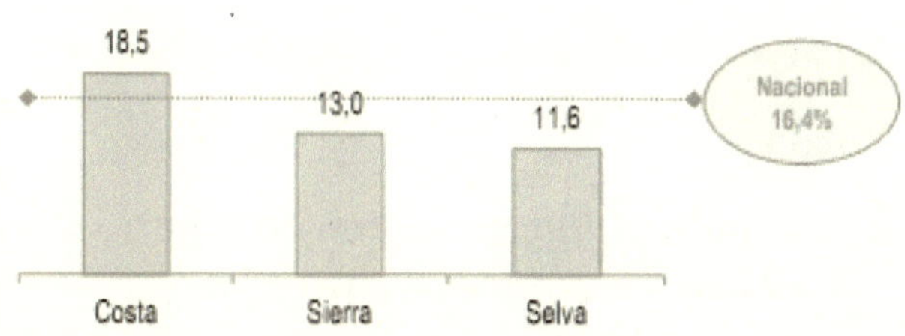

Fuente: ENDES 2020.

«Según departamento, de acuerdo con la medición efectuada en 2020, los mayores porcentajes de personas de 15 y más años de edad que presentaron presión arterial alta, por encima del promedio nacional, se registraron en la Provincia Constitucional del Callao (22.1 %), Lima Metropolitana (20.7 %), Departamento de Lima (17.9 %), Áncash (17.4 %), Cajamarca (17.3 %), Piura (16.7 %) y Moquegua (16,6 %). Los menores porcentajes se presentaron en Ucayali (7.2 %), Madre de Dios (8.3 %), Cusco (8.4 %) y Junín (9.3 %)». (ENDE: 2020)

1.6. CUIDANDO TU ENTORNO Y A TI MISMO

Cuidar nuestra limpieza y la de nuestro entorno es cuidar nuestra salud física y mental.

La higiene es el conjunto de prácticas, hábitos y costumbres que desarrolla el ser humano con el objeto de mantener la limpieza personal y del ambiente en que se desenvuelve. Todas estas prácticas favorecen la prevención de riesgos de todo tipo y, en especial, ayudan a evitar enfermedades y catástrofes de orden ambiental.

1.6.1. Limpieza personal, el primer paso

La higiene de la persona es física y mental: **La higiene física** se refiere a las prácticas y hábitos de limpieza personal, como los lavados, baños, limpieza de dientes, corte de uñas y cabello, visitas periódicas al dentista y al médico, limpieza de la vestimenta y cuidado de la presentación social. **La higiene mental** está relacionada con el desarrollo de habilidades blandas para enfrentar presiones de orden social, tales como el estrés, la competitividad, la tolerancia y el manejo frente a las derrotas o frustraciones sociales, la pérdida de interés y la depresión.

1.6.2. Un hogar saludable: higiene familiar

Es aquella que desarrolla prácticas de vida saludable, alejadas de toda fuerza adictiva, violencia, intolerancia y ausencia de planes familiares. Una familia que favorece, de manera consciente o inconsciente, prácticas adictivas como el fumar, el consumo habitual de alcohol, drogas (marihuana, cocaína u otras), juegos de azar, ludopatía, etc., no contribuye a un ambiente sano para sus integrantes.

La higiene familiar implica respetar los tiempos de calidad entre los miembros, así como la capacidad de generar momentos para compartir proyectos, planes y apoyo mutuo. En toda familia habrá diferentes retos, problemas y dificultades a superar, pero la higiene en el seno familiar será determinante en la formación de hábitos y en la educación de sus integrantes.

1.6.3. Buenas costumbres, el buen vivir: la higiene social

Se manifiesta, en primer lugar, en el ámbito laboral, donde existe una legislación que aborda el aspecto de la higiene en el trabajo y ratios que miden el rendimiento laboral en torno a esta. Esto se aplica en el sector minoritario y formal; sin embargo, en el caso peruano, donde no menos del 75 % de la PEA (Población Económicamente Activa) se encuentra en el sector informal, las normas de **higiene laboral** son inexistentes, limitándose a una práctica espontánea y no regulada, que no necesariamente responde al objetivo de prevenir y garantizar la higiene necesaria.

En el ámbito social, la higiene que requiere el Perú se orienta hacia una refundación republicana, ya que el tema de la **corrupción** es insoslayable. Solo una regeneración moral podrá sacarnos de este impase que lacera la ética ciudadana y la higiene social.

1.6.4. Respeto al medio ambiente: la higiene ambiental

Se refiere a las prácticas y hábitos que las personas asumimos frente al entorno que nos rodea, especialmente en relación con la naturaleza. Esto incluye tanto el calentamiento global como la falta de prácticas cívicas de limpieza en mares, ríos, bosques, flora y fauna; la contaminación minera de aguas y la falta de tratamiento hídrico en las grandes ciudades, el tratamiento de residuos sólidos, particularmente en las áreas costeras.

El concepto de higiene debe ser integral. No basta con el aseo personal; es necesario contribuir al aseo social y ambiental.

1.7. RESPIRA Y RELÁJATE: TÉCNICAS PARA UNA BUENA RESPIRACIÓN

La respiración es el primer y último acto de vida; aprender hacerlo bien es honrar cada instante en el que estamos vivos.

La respiración es un acto a través del cual el cuerpo vive su presente; es un accionar que no pertenece ni al pasado ni al futuro, es un aquí y ahora, la constatación de la vida misma. La respiración es, por tanto, un accionar fisiológico, testimonio de la vida. Es, a la vez, expresión de la presencia y conciencia de nuestro cuerpo. Pensada así, la respiración es también una oportunidad para mejorar la calidad de vida de las personas, una oportunidad de desarrollar una vida saludable.

Desde las culturas más antiguas de la humanidad, se han expresado conciencias sobre la importancia de la respiración en la vida de los seres humanos: desde los budistas, pasando por filosofías antiguas como el Zen y el Tai Chi, hasta los estoicos, todos ellos asociaron la respiración y la meditación.

Lo paradójico en nuestras vidas es que transcurren sin detenernos a pensar y reflexionar en la importancia de la respiración en ellas. La respiración es fundamental para conocernos por dentro, desde nuestro cuerpo, desde nuestras capacidades más elementales propioceptivas. Nos permite valorar nuestro cuerpo en toda su riqueza profunda y en sus diferentes partes o manifestaciones corporales.

El ser humano tiene **dos medios para respirar: las vías respiratorias**, que comprenden el sistema y los órganos asociados que facilitan el intercambio de gases entre el medio ambiente y nuestros pulmones (tomando el oxígeno $\mathbf{O_2}$ y expulsando el dióxido de carbono $\mathbf{CO_2}$); **y la piel**, que es el órgano más amplio que tenemos y a través del cual también se realiza el intercambio de gases mencionados. Ambos medios deben ser cuidados en el desarrollo de una nueva cultura de vida saludable.

1.8. DORMIR BIEN: EL MEJOR ALIADO PARA UN DÍA PRODUCTIVO

Dormir no es solo cerrar los ojos; es permitir que el cuerpo recupere fuerzas y la mente encuentre paz.

Dormir es una actividad vital para todos los seres humanos. Es una necesidad fisiológica que nos ayuda a recuperar la energía perdida durante el día y a mantener nuestro bienestar general. Sin embargo, muchas personas subestiman la importancia de dormir las horas adecuadas y se privan del sueño necesario. En este texto, explicaremos por qué dormir las horas adecuadas es crucial para nuestro bienestar y cómo podemos mejorar nuestra calidad de sueño.

En primer lugar, es importante destacar que dormir es esencial para la salud física y mental. Durante el sueño, nuestro cuerpo realiza una serie de funciones importantes, como la reparación y el crecimiento de tejidos, la producción de hormonas y el fortalecimiento del sistema inmunológico. Además, el sueño desempeña un papel fundamental en la consolidación de la memoria y el aprendizaje. Cuando dormimos, nuestro cerebro procesa y almacena la información adquirida durante el día, lo que nos permite recordar mejor y aprender de manera más eficiente.

Dormir las horas adecuadas también es fundamental para nuestra salud emocional. La falta de sueño puede provocar cambios de humor, irritabilidad, ansiedad y depresión. Además, la privación crónica del sueño puede aumentar el riesgo de enfermedades mentales, como la esquizofrenia y el trastorno bipolar.

Otro aspecto importante del sueño es su influencia en nuestro rendimiento físico y cognitivo. La falta de sueño puede afectar negativamente nuestra capacidad de concentración, memoria, toma de decisiones y resolución de problemas. También puede disminuir nuestra resistencia física y nuestra capacidad para realizar actividades cotidianas.

Entonces, ¿cuántas horas de sueño necesitamos realmente? La cantidad de sueño que cada persona necesita varía según su edad, estilo de vida y necesidades individuales. Sin embargo, en general, se recomienda que los adultos duerman entre 7 y 9 horas por noche. Los niños y los adolescentes necesitan más horas de sueño, mientras que los ancianos pueden requerir menos.

Aunque la **cantidad** de sueño es importante, la **calidad** del sueño también es fundamental. Para lograr un sueño reparador, es esencial crear un ambiente propicio para dormir. Esto incluye mantener una temperatura adecuada en la habitación, reducir el ruido y la luz y evitar actividades estimulantes antes de acostarse, como el uso de dispositivos electrónicos.

También es importante establecer una rutina regular de sueño. Irse a dormir y levantarse a la misma hora todos los días puede ayudar a regular nuestro reloj interno y mejorar la calidad del sueño. Además, es recomendable evitar la cafeína y el alcohol antes de acostarse, ya que pueden interferir con el sueño.

En resumen, dormir las horas adecuadas es crucial para nuestra salud física y mental. El sueño nos ayuda a reparar y regenerar nuestro cuerpo, consolidar la memoria y el aprendizaje, y mantener nuestro bienestar emocional. La falta de sueño puede afectar negativamente nuestra salud y nuestro rendimiento. Para mejorar la calidad de nuestro sueño, es fundamental crear un ambiente propicio para dormir, establecer una rutina regular de sueño y evitar actividades estimulantes antes de acostarse. Si tienes problemas para dormir o sufres de insomnio crónico, es recomendable consultar con un médico.

2. CULTIVANDO VALORES Y BIENESTAR: GUÍA PARA UNA VIDA PLENA

2.1. VIVIENDO CON VALORES: EL CAMINO DE UNA MEJOR VIDA

Los valores son las raíces que sostienen el árbol de nuestra vida; cuanto más profundos, más fuerte crece nuestra esencia.

La educación en valores es esencial para el desarrollo integral de los seres humanos y su capacidad para interactuar con la sociedad y el mundo que los rodea. **Los valores son principios y creencias que nos guían en nuestra toma de decisiones, nuestras acciones y nuestras relaciones interpersonales.** Constituyen la **base de nuestra ética y moralidad**, y están profundamente arraigados en nuestra cultura y **en nuestra identidad como seres humanos.**

Una educación en valores bien estructurada y sistemática puede ayudar a las personas a comprender la importancia de los valores en su vida, a desarrollar un sentido de responsabilidad hacia su comunidad y su entorno, y a tomar decisiones éticas y morales en su vida diaria. La educación en valores permite a las personas desarrollar una comprensión más profunda de sí mismas y de los demás, y a reconocer la importancia de la tolerancia, el respeto y la compasión en nuestras relaciones interpersonales.

Además, una educación en valores contribuye al desarrollo de habilidades y competencias importantes para el éxito en la vida personal y profesional. Por ejemplo, la capacidad de trabajar en equipo, de ser un líder eficaz, de comunicarse de manera efectiva, de tomar decisiones informadas y de resolver conflictos son habilidades esenciales que pueden fortalecerse mediante una educación en valores. Asimismo, valores como la honestidad, la integridad y la responsabilidad son altamente valorados en muchas empresas y organizaciones, y representan una ventaja competitiva para quienes los poseen.

La educación en valores también puede ayudar a las personas a desarrollar un sentido de responsabilidad hacia el medio ambiente y la sostenibilidad. Valores como la conservación y el respeto por la naturaleza pueden ayudar a las personas a comprender la importancia de preservar nuestro planeta para las generaciones futuras. Además, la educación en valores puede fomentar el compromiso cívico y la participación en la toma de decisiones políticas y sociales, lo que puede tener un impacto positivo en nuestras comunidades y en la sociedad en general.

En resumen, la educación en valores es esencial para el desarrollo integral de los seres humanos y su capacidad para interactuar con la sociedad y el mundo que los rodea. La educación en valores permite a las personas desarrollar habilidades y competencias importantes para el éxito en su vida personal y profesional, comprender la importancia de la tolerancia, el respeto y la compasión en nuestras relaciones con los demás, y reconocer la responsabilidad hacia el medio ambiente y la sostenibilidad.

Además, una educación en valores puede fomentar el compromiso cívico y la participación en la toma de decisiones políticas y sociales, con un impacto positivo en nuestras comunidades y en la sociedad en general. Por estas razones, es importante que las instituciones educativas, las familias y la sociedad en su conjunto se comprometan a proporcionar una educación en valores sólida y sistemática a todos los seres humanos.

2.2 APRENDER Y CRECER: EDUCACIÓN PARA LA VIDA

La vida misma es nuestra mejor maestra; en cada triunfo y en cada caída, encontramos lecciones que nos fortalecen.

En la historia de la educación física podemos identificar diferentes enfoques que se remontan a los comienzos del siglo XX, con el **enfoque militar** (caracterizado por el orden, la disciplina, las voces de mando directo y el control); el **enfoque deportivista** (orientado a buscar el éxito deportivo, que prioriza la competitividad y el resultado); el **enfoque orgánico-funcional** (centrado en el rendimiento de las principales capacidades físicas, como la fuerza, la resistencia, la velocidad y la flexibilidad); el **enfoque psicomotriz** (que vincula mente y cuerpo, desarrollando una práctica consciente del movimiento); y hoy, bajo el paradigma de competencias, **el enfoque de la corporeidad** (que concibe una interacción de los aspectos cognitivos, motrices, sociales, emocionales y afectivos en el movimiento de las personas).

El paradigma de la educación por competencias (entendido como las capacidades combinadas que posee una persona, permitiéndole resolver problemas de manera eficaz y ética) **presenta la limitación de que su orientación fortalece valores propios de los sectores dominantes**, como el individualismo, el pragmatismo, el utilitarismo, el patrimonialismo y la competitividad, relegando valores como la justicia social, la equidad, la solidaridad, la ética, el civismo, el patriotismo, la identidad nacional, entre otros.

En resumen, **la educación bajo el paradigma de competencias en sí misma no es negativa; lo es, sin embargo, cuando se priorizan competencias ajenas a la realidad nacional y demandas sociales de las grandes mayorías excluidas.** Esto provoca que los distintos **modelos pedagógicos** implementados **a lo largo de la historia republicana no sean evaluados en sus bondades y limitaciones**, perpetuando así un proceso de «**crisis educativa» constante**.

En el campo que nos interesa, el **desarrollo de una nueva cultura de vida saludable** apenas se aborda parcialmente como una competencia que se diluye en el área oficial de educación física, sin ser vista como una **emergencia nacional transversal de la salud y la educación**. Si el Estado, el gobierno, sea cual sea, no está al servicio de la gente y no cumple su función, debe ser cambiado. El gran problema es responder: **¿para qué se quieren y orientan las competencias en la educación nacional?** Si es para continuar reproduciendo el modelo primario exportador —o explotador— que ha prevalecido a lo largo de la república, o si, por el contrario, se rompen esas cadenas que limitan las posibilidades de desarrollar también una nueva cultura de vida saludable en la población y se avanza hacia un modelo económico-social más humano, societal, solidario, competitivo, inclusivo y democrático, que asimile la tecnología de punta para elevar nuestra productividad y ventajas comparativas en el escenario mundial.

Y es bueno recordar que, **sin salud y educación adecuadas, es imposible alcanzar un desarrollo sostenible y viable en el Perú de hoy**. La Refundación de la República, que ponga fin a esta desatención, es una necesidad.

2.2.1 HABILIDADES PARA LA ACCIÓN: PRACTICA LO QUE APRENDES

La acción es el lenguaje de la pedagogía auténtica, aquella que invita a explorar, crear y aplicar lo aprendido.

Una competencia, para lograr su mayor desenvolvimiento, necesita inevitablemente de la acción, la práctica y el ejercicio humano. **En la conceptualización de la acción encontramos todos los procesos propios del aprendizaje:**

En la acción, **tenemos un propósito** (como respuesta a la pregunta: ¿acción para qué?, lo cual supone el aprendizaje previo, la zona de desarrollo real y la significatividad misma de la acción, partiendo del interés de la persona).

También contamos con un procedimiento, una metodología, un camino, una táctica (la acción como respuesta a la pregunta: ¿cómo realizo esta acción?, lo que permite asimilar e interiorizar propioceptivamente los procedimientos adoptados).

Tenemos una evaluación, una reflexión sobre nuestro accionar y sus resultados, una mirada de la estrategia formulada (la acción como respuesta a la pregunta: ¿qué logré con la acción?, ello nos permite tener **una reflexión metacognitiva de nuestro propio aprendizaje.**

Si socialmente, la práctica, es un criterio de verdad; en la pedagogía y con mayor razón **en la educación física, los deportes o la recreación, la acción no solo es un criterio de verdad, sino que es la esencia de su naturaleza y expresión.**

2.2.2 CONECTADO CON LOS DEMÁS: MEJORA TUS RELACIONES

El ser humano es un ser social por naturaleza; en la interacción construimos valores, emociones y, en última instancia, nuestra identidad.

El hombre, en esencia, es un ser social, como afirmaron diversos científicos sociales. Para el ámbito de la vida saludable, es trascendente y de suma importancia considerar esta premisa, ya que **no es posible la acción motriz, la reproducción como especie, ni la salud, ni la nutrición, entre otros aspectos, fuera de un contexto social determinado.**

Es el contexto social, según la sociomotricidad, el que determina, en última instancia, la expresión, el contenido y la forma motriz del individuo.

El hombre no puede vivir fuera de un contexto social; todos provenimos de una tribu, una gens, una familia, de unos antepasados. Por tanto, **nuestra concepción de una nueva cultura de vida saludable proviene de una comprensión de la condición histórico-social del desarrollo humano**, del desarrollo cultural, de la salud, de la educación y de la sociedad en general, como parte, además, del desarrollo de la naturaleza, de la cual también formamos parte.

La expresión motriz no es solo una actividad física en sí misma, sino también un mensaje; forma parte de la comunicación entre los seres humanos. Como expresión, **puede comunicar sentimientos, emociones e intenciones** de las personas. La relación social necesita comunicación social.

Desde el campo de la expresión motriz, la relación social puede ser:

- **Básica.** Implica los patrones motrices elementales como rodar, gatear, caminar, correr, saltar, coger y lanzar objetos.

- **Creativa.** Incluye movimientos propios, sin fines de divulgación, imaginativos y originales, como el baile, el drill gimnástico, etc.
- **Deportiva.** Consiste en realizar movimientos desafiantes, relativamente complejos en la cadena motriz, específicos en la especialidad de la competencia, como el regate o *dribling* en el básquetbol o fútbol.
- **Terapéutica.** Utiliza la expresión motriz como herramienta para el bienestar de la persona, como en sesiones de danzaterapia o en la recuperación de una lesión transitoria.
- **Artística.** Usa el movimiento para darlo a conocer socialmente, con creatividad, imaginación y pensamiento divergente, como en el malabarismo o la danza urbana.

Así, como no todo es trabajo en la vida, es importante dedicar tiempo a las relaciones sociales positivas, motivadoras e inspiradoras. Los amigos, que muchas veces son pocos, siempre requieren un acercamiento y el compartir de la relación social. Las figuras, personalidades y autoridades que despiertan nuestro interés también deben ser buscadas y alcanzadas de alguna forma; hoy en día, la tecnología facilita estos acercamientos.

2.3. DILE NO A LAS ADICCIONES: VIVE LIBRE Y SALUDABLE

Una vida vivida en valores es una vida que deja huella, no por lo que poseemos, sino por lo que compartimos y construimos juntos.

La adicción es un trastorno crónico y recurrente en el que el cerebro de la persona busca el consumo compulsivo de una sustancia o la participación en una actividad, a pesar de las consecuencias adversas que pueda traer. Se considera una enfermedad compleja que afecta el funcionamiento de la persona de manera multifacética y afecta a personas de todas las edades, géneros y condiciones sociales. Su tratamiento requiere un enfoque integral que abarque todos los aspectos biológicos y psicosociales.

Desde la neurobiología, la adicción implica cambios en los circuitos cerebrales que regulan la motivación, el placer, la toma de decisiones y el control de los impulsos. Estos cambios son resultado de factores genéticos, ambientales y biológicos que pueden predisponer a unas personas más que a otras.

Las adicciones se caracterizan por:

- **Compulsión:** impulso irresistible de consumir la sustancia o participar en la actividad adictiva, a pesar de los esfuerzos por controlarlo.
- **Pérdida de control:** incapacidad para limitar la cantidad e intensidad del consumo de la sustancia o de la participación en la actividad adictiva.

- **Tolerancia:** desarrollo de tolerancia al consumo de la sustancia o actividad adictiva con el tiempo, lo que conlleva a un incremento en la cantidad consumida o en el tiempo de participación.
- **Síndrome de abstinencia:** al interrumpir o reducir el consumo, la persona experimenta síntomas físicos y psicológicos desagradables.
- **Deterioro social o funcional:** la adicción impacta la vida personal, la salud física y mental, y dificulta la interacción social, laboral, y legal, causando un deterioro en el funcionamiento social y ocupacional.

ADICCIONES MÁS RELEVANTES

Las sustancias psicoactivas: sustancias como el alcohol, el tabaco, la marihuana, la cocaína y otras drogas son actualmente las más prevalentes y perjudiciales para la humanidad. Las consecuencias de su consumo incluyen problemas de salud física, como enfermedades cardiovasculares y respiratorias, y trastornos mentales, como depresión y ansiedad. Además, el consumo de estas sustancias puede acarrear problemas legales, laborales, familiares y sociales.

Para prevenir su consumo, es necesario desarrollar programas que aborden los riesgos y consecuencias de estas sustancias adictivas. Estos programas deben impartirse a edades tempranas de manera ilustrativa, con evidencias y explicaciones sobre las consecuencias en el cuerpo y la mente de los consumidores. Es fundamental promover técnicas de resistencia a la presión de grupo y fomentar un entorno familiar y escolar de vida saludable.

Los juegos patológicos: conocida como ludopatía, esta es la conducta de una persona incapaz de resistir la necesidad de jugar, a pesar de conocer las consecuencias negativas que esto conlleva. Los ludópatas pueden enfrentar problemas financieros, legales, laborales, familiares y sociales como resultado de su adicción. El juego patológico tiene un impacto grave en la salud mental, llevando a problemas como ansiedad, depresión y, en casos extremos, suicidio.

Para prevenir la ludopatía, es necesario desarrollar una educación sobre los riesgos asociados a esta condición, fomentar hábitos saludables y educar en el manejo del dinero y del tiempo de ocio. La educación debe incluir la identificación de signos de ludopatía, así como la regulación del acceso al juego, limitando su disponibilidad a menores de edad.

Adicción a la tecnología: el uso de dispositivos electrónicos e internet es un fenómeno cada vez más extendido en nuestro tiempo, y su uso excesivo puede convertirse en adicción. Esta adicción se manifiesta de diversas formas: uso excesivo de redes sociales, videojuegos, videojuegos en línea y apuestas digitales. La adicción a estos medios trae consecuencias negativas en la salud física y mental, como problemas de insomnio, dificultades en las relaciones interpersonales y afectaciones en las labores académicas o laborales, según el caso.

La prevención de esta adicción se basa en el uso razonable de estos medios electrónicos y digitales, con tiempos de uso adecuados. Es importante promover actividades al aire libre, el uso adecuado del tiempo de ocio, la interacción social cara a cara y actividades presenciales con amigos y familiares.

Consumo excesivo de alimentos: especialmente los alimentos con exceso de azúcares y sodio conducen a serios problemas de salud pública, como el exceso de peso (obesidad y sobrepeso) y enfermedades crónicas, tales como la diabetes tipo 2, enfermedades cardiovasculares y algunos tipos de cáncer. La adicción a la comida puede estar asociada a factores biológicos, psicológicos y sociales, y es difícil de superar sin la ayuda de especialistas.

La prevención de estas adicciones puede lograrse mediante la construcción temprana de hábitos de vida saludables. La alimentación debe ser saludable y equilibrada, acorde con la demanda energética de cada persona. La actividad física regular es indispensable para evitar el sedentarismo y el deterioro fisiológico de los distintos sistemas del cuerpo humano.

Bibliografía

- World Health Organization. (2020). *Substance Abuse.*
- American Psychiatric Association. (2013). *Diagnostic and Statistical Manual of Mental Disorders* (5th ed.).
- Griffiths, M. D., Kuss, D. J., & Pontes, H. M. (2016). A brief overview of internet gaming disorder and its treatment. *Australian Clinical Psychologist, 2*(1), 1-12.
- National Institute on Drug Abuse. (2021). *Principles of Drug Addiction Treatment: A Research-Based Guide* (Third Edition).
- Centers for Disease Control and Prevention. (2020). *Childhood Obesity Facts.*
- Volkow, N. D., Koob, G. F., & McLellan, A. T. (2016). Neurobiología de la adicción. *Nature Neuroscience, 16*(8), 1621-1623.
- Koob, G. F., & Volkow, N. D. (2016). Neurobiología de la adicción. *Neuropsychopharmacology, 42*(1), 137-151.
- American Psychiatric Association. (2013). *Diagnostic and Statistical Manual of Mental Disorders* (5th ed.). *American Psychiatric Publishing.*
- Leshner, A. I. (1997). Adicción es una enfermedad del cerebro. *Science, 278*(5335), 45-47.
- World Health Organization. (2018). *Clasificación Internacional de Enfermedades. 11ª Revisión.*

2.4. CUIDA TU SALUD: VISITA AL MÉDICO UNA VEZ AL AÑO

La prevención es el primer paso hacia una vida plena; visitar el médico a tiempo es un acto de amor propio.

Uno de los conceptos más importantes para el desarrollo de una vida saludable proviene de la medicina moderna: la **medicina preventiva**. Esta se centra en prevenir enfermedades y promover la salud mediante intervenciones y prácticas que atacan los factores de riesgo antes de que causen problemas de salud.

Según la OMS (Organización Mundial de la Salud), la inversión en medicina preventiva **reduce los costos** de atención médica. Por cada dólar invertido en programas de prevención, se pueden ahorrar entre 2 y 10 dólares en costos de atención médica.

La medicina preventiva **mejora la calidad de vida de las personas**. Se estima que el 80 % de las enfermedades cardiovasculares, el 90 % de los casos de diabetes tipo 2 (adquirida y no genética) y el 30 % de todos los cánceres podrían prevenirse con cambios en el estilo de vida y en el entorno.

La medicina preventiva **aumenta la esperanza de vida de las personas**. Según la OMS, se estima que el 70 % de las muertes prematuras por enfermedades cardiovasculares y diabetes, así como el 40 % de los cánceres, podrían evitarse.

En el Perú, según el Ministerio de Salud, solo el **15.8 % de la población adulta realiza actividad física suficiente**, mientras que el **25.5 % tiene sobrepeso y el 19.8 % padece obesidad**.

La actividad física regular y un estilo de vida saludable son fundamentales en la prevención de enfermedades crónicas, mejoran el bienestar físico y mental de las personas, y fomentados desde temprana edad, pueden establecer hábitos para toda la vida.

La situación dental en el Perú, como probablemente en toda América Latina**, es delicada.** Según el último estudio epidemiológico nacional realizado en 2017 por el Ministerio de Salud (MINSA), el **82.5 % de los niños peruanos de 6 años y el 97.5 % de los niños de 12 años presentan caries dental.**

La enfermedad periodontal, que incluye la gingivitis y la periodontitis, también es prevalente en el Perú. Según datos del MINSA, alrededor del **65 % de los adultos peruanos presentan algún grado de enfermedad periodontal.**

Acceso a la atención dental: a pesar de los esfuerzos para mejorar el acceso a la atención dental, especialmente en áreas rurales y entre poblaciones vulnerables, sigue siendo un desafío significativo. Según la Encuesta Demográfica y de Salud Familiar (ENDES) de 2019, **solo el 33.8 % de los peruanos mayores de 15 años han recibido atención dental en el último año.**

No atender adecuadamente las enfermedades bucales puede tener consecuencias graves para la salud general, ya que **la boca es una puerta de entrada para muchas bacterias y microorganismos que pueden afectar al resto del cuerpo.**

Las caries dentales que no se tratan pueden avanzar y afectar las capas más profundas del diente, llegando incluso a la pulpa dental, lo que puede resultar en **infecciones** dolorosas, abscesos dentales y la pérdida del diente afectado.

Una caries no tratada en un molar puede llegar a infectar la pulpa dental, causando una pulpitis aguda que se manifiesta con dolor intenso, hinchazón y sensibilidad al calor y al frío.

La gingivitis, si no se trata, puede progresar a **periodontitis,** que afecta los tejidos que sostienen los dientes. La periodontitis no solo puede provocar la pérdida de dientes, sino que también está **asociada con un mayor riesgo de enfermedades cardiovasculares, diabetes** mal controlada, **partos prematuros y neumonía, así como un mayor riesgo de sufrir un infarto**

cardíaco debido a la inflamación crónica y las bacterias presentes en la boca.

Un absceso dental no tratado puede extenderse hacia los tejidos blandos del cuello, causando una **celulitis cervical**, una infección grave que **puede dificultar la respiración y requerir atención médica de emergencia.**

El cáncer oral puede tener consecuencias devastadoras si no se detecta y trata a tiempo, ya que **puede propagarse a otras partes del cuerpo y ser potencialmente mortal.**

Los problemas de digestión y nutrición también son una consecuencia de la mala salud bucal. La pérdida de dientes y la mala salud bucal pueden dificultar la masticación y la ingesta de alimentos, lo que puede llevar a una mala digestión y deficiencias nutricionales.

Las enfermedades bucales no tratadas pueden tener impactos significativos en la salud general y resaltan la importancia de la atención dental regular y la prevención de enfermedades bucales.[11]

11

a) Organización Panamericana de la Salud (OPS). Informe de la situación de salud en las Américas: enfermedades no transmisibles y salud mental. Washington, D.C.: OPS; 2018.

b) Instituto Nacional de Estadística e Informática (INEI). Perú: Principales causas de mortalidad según grupos de edad y sexo, 2018. Lima: INEI; 2018.

c) Ministerio de Salud (MINSA). Encuesta Nacional de Indicadores Nutricionales, Bioquímicos, Socioeconómicos y Culturales relacionados con las Enfermedades Crónicas Degenerativas 2018. Lima: MINSA; 2018.

2.5. CREA UN ESTILO DE VIDA SALUDABLE

El verdadero éxito en la vida no se mide por lo que logras, sino por la integridad con la que vives cada momento.

La cultura es la herencia de orden material o inmaterial que se transmite de generación en generación y que las personas asumen de manera espontánea o sistemática.

En la sociedad contemporánea, especialmente en países latinoamericanos, esta cultura tiene **expresiones materiales en su inmensa riqueza agrícola**, que ha contribuido a la supervivencia humana con su variada producción. **La papa** (*Solanum tuberosum*) ha sido una fuente fundamental de alimentación para la humanidad durante siglos. Originaria de los Andes de América del Sur, esta versátil raíz ha desempeñado un papel crucial en la seguridad alimentaria de diversas regiones del mundo.

La domesticación de la papa se remonta a miles de años en la región andina, donde las civilizaciones precolombinas la cultivaron y consumieron como uno de sus principales alimentos básicos. Se cree que los incas fueron los primeros en cultivar y seleccionar variedades de papa para adaptarse a diferentes condiciones climáticas y altitudes. Este conocimiento fue fundamental para garantizar la disponibilidad de alimentos en una región tan diversa como los Andes.

La llegada de la papa a Europa en el siglo XVI marcó un hito en la historia de la alimentación. Aunque inicialmente encontró resistencia debido a prejuicios culturales y supersticiones, la papa se convirtió en un cultivo vital durante la Revolución Agrícola Europea. En el siglo XVIII, fue ampliamente adoptada en toda Europa gracias a su alta productividad y capacidad para crecer en suelos pobres. Esta adaptabilidad permitió a las poblaciones europeas diversificar sus fuentes de alimentos y superar las crisis alimentarias que antes eran frecuentes.

En el siglo XX, la papa continuó desempeñando un papel crucial en la seguridad alimentaria mundial. La Revolución Verde, impulsada por la introducción de variedades de alto rendimiento y técnicas de cultivo mejoradas, permitió a países como China e India aumentar drásticamente su producción de papas y alimentar a una población en rápido crecimiento. Además, la papa se convirtió en un alimento básico en muchas partes del mundo, proporcionando una fuente económica y accesible de nutrientes esenciales.

La papa ha sido y sigue siendo un cultivo esencial en la lucha contra el hambre en la humanidad. Su capacidad para crecer en una variedad de condiciones climáticas y su alto valor nutricional la convierten en un recurso invaluable para comunidades de todo el mundo. Desde sus humildes orígenes en los Andes hasta su papel en la prevención de hambrunas históricas y modernas, la papa sigue siendo un símbolo de resiliencia y esperanza en la seguridad alimentaria global.

Esta riqueza y herencia material también ha ido acompañada de un valioso acervo de conocimientos, técnicas y sistemas que, en el plano subjetivo, contribuyen a la construcción de un **conjunto de hábitos y costumbres adquiridas histórica y socialmente.**

Si a este fenómeno cultural le sumamos **las corrientes migracionales en América Latina, el caso del Perú presenta un proceso significativo a considerar**.

El proceso de migración del campo a la ciudad en América Latina, y particularmente en el Perú, ha sido una tendencia constante desde mediados del siglo pasado hasta la actualidad. La urbanización ha aumentado significativamente, reflejando una creciente concentración de la población en centros urbanos. Este fenómeno ha tenido importantes implicaciones en términos de desarrollo económico, infraestructura urbana, acceso a servicios básicos y calidad de vida de la población migrante.

Los factores que han impulsado esta migración incluyen:

- **Crecimiento demográfico:** a partir de mediados del siglo XX, América Latina experimentó un rápido crecimiento demográfico, lo que generó presión sobre los recursos disponibles en las zonas rurales.
- **Cambios en la economía:** la industrialización y el desarrollo de la economía urbana crearon nuevas oportunidades de empleo en las ciudades, mientras que la modernización de la agricultura redujo la demanda de mano de obra en el campo.
- **Conflicto armado y violencia:** en países como Perú, los conflictos armados internos, como los ocurridos en las décadas de 1980 y 1990, llevaron a desplazamientos masivos de población rural hacia las ciudades en busca de seguridad

Migración del campo a la ciudad en América Latina

Año	Población rural (millones)	Población urbana (millones)	Tasa de urbanización (%)
1950	135	103	42
1970	193	263	58
1990	251	410	62
2010	280	600	68
2020	290	650	69

Migración del campo a la ciudad en el Perú

Año	Población rural (millones)	Población urbana (millones)	Tasa de urbanización (%)
1950	7.6	2.8	27
1970	9.4	6.8	42
1990	10.2	15.3	60
2010	10.4	25.8	71
2020	9.8	30.5	76

Fuentes:

- Instituto Nacional de Estadística e Informática (INEI) - Perú. (2020). Estadísticas Demográficas y Vitales. https://www.inei.gob.pe/estadisticas/indice-tematico/poblacion-y-vivienda/
- Banco Mundial. (2020). Datos del Banco Mundial sobre población rural y urbana. https://data.worldbank.org/indicator/SP.RUR.TOTL.ZS?locations=PE-LA

La migración del campo a la ciudad en América Latina, y específicamente en el Perú, ha sido un fenómeno significativo que ha transformado tanto las estructuras sociales como económicas de la región. Y en el Perú este fenómeno es más acentuado que en toda América Latina, por el fenómeno del conflicto armado y la violencia.

Esta realidad histórico-social ha hecho que usos, costumbres, tradiciones, hábitos rurales se trasladen a las ciudades. Nuestro estilo de alimentación rural en la ciudad ha hecho que el promedio del Índice de Masa Corporal (IMC) se incremente significativamente en deterioro de nuestra salud pública.

Tendencias del Índice de Masa Corporal (IMC) en América Latina y Perú (1950 - Actualidad)

Año	IMC promedio en adultos en América Latina
1950	21.5
1970	22.0
1990	23.5
2010	24.5
2020	25.0

Año	IMC promedio en adultos en Perú
1950	21.0
1970	21.5
1990	22.5
2010	23.5
2020	24.0

Fuente:

- Organización Panamericana de la Salud. (2019). Perfil de la Nutrición en los Países de la Región de las Américas. https://iris.paho.org/handle/10665.2/51489
- Instituto Nacional de Salud - Perú. (2020). Encuesta Nacional de Hogares sobre Condiciones de Vida y Pobreza (ENAHO). http://www.ins.gob.pe/insvirtual/BiblioPublicaciones/publicaciones/ENAHO/resultados_enaho2019.asp

Generar una nueva cultura de vida saludable es la necesidad de transformar los usos, hábitos, tradiciones y costumbres de nuestra población como acción política del Estado. Los sectores de salud y educación son los prioritarios en este sentido de una emergencia nacional.

2.6. MANTÉN EL EQUILIBRIO. CONTROLA TUS EMOCIONES

Quien domina sus emociones, tiene es sus manos la clave para una vida más equilibrada y plena.

Nuestras emociones pueden ser desbordadas por factores como: el **estrés crónico**, que se puede producir por exceso de trabajo, deudas o problemas financieros, relaciones interpersonales conflictivas; **traumas del pasado**, recuerdos dolorosos, miedos incontrolables o traumas incontrolables; incapacidad de afrontar problemas, su resolución, gestión del tiempo; **trastornos mentales**, como la depresión, ansiedad, trastorno bipolar y otros que afectan la gestión de las emociones; **factores biológicos**, como alteraciones de neurotransmisores o de procesos bioquímicos, que dificultan el control de las emociones.

El estrés crónico en el Perú se ve agravado por los datos recientes del INEI (Instituto Nacional de Estadística e Informática), en donde la pobreza total se incrementa crecientemente desde 2014 y se agrava desde 2019 de manera significativa, como nunca en esta casi década.

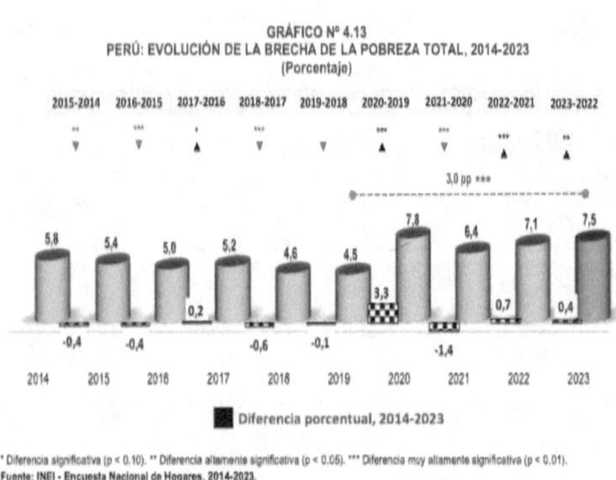

El control de tus emociones se puede regular si nos esforzamos por:

1. **Reconocer y aceptar nuestras emociones,** darnos cuenta de lo que estamos sintiendo en cada momento, lo cual nos dará la capacidad de mejorar nuestra autoconciencia emocional.
2. **Practicar la atención plena (conciencia) en el presente,** en el momento actual, sin juzgar los pensamientos y emociones; meditación y respiración conscientes como medios para desarrollar una atención plena.
3. **Identificar los desencadenantes:** situaciones, pensamientos o personas que despiertan ciertas emociones en una persona, en ti. Una vez identificadas, podrás gestionarlas y lidiar mejor con ellas.
4. **Regulación emocional:** desarrolla estrategias para manejar tus emociones de manera saludable. Esto puede incluir técnicas de relajación, como la respiración profunda o el ejercicio físico, así como buscar el apoyo de amigos, familiares o profesionales de la salud mental.
5. **Practicar la empatía:** intenta ponerte en el lugar de los demás y entender sus puntos de vista y sentimientos. Esto puede ayudarte a desarrollar una mayor comprensión emocional y a mejorar tus relaciones interpersonales.
6. **Comunicación efectiva:** aprende a expresar tus emociones de manera clara y respetuosa. Comunicarte abierta y honestamente puede ayudar a evitar malentendidos y conflictos.
7. **Cuidado personal:** dedica tiempo a cuidar de ti mismo, tanto física como emocionalmente. Esto puede incluir actividades que disfrutes, como hobbies o tiempo de calidad con seres queridos.

2.7. ENCUENTRA TU MOTOR INTERNO: DESARROLLA TU MOTIVACIÓN

Cuando la motivación nace del corazón, cada paso se llena de propósito y cada esfuerzo de sentido.

Existe una motivación individual y personal que se orienta al logro de metas personales y a la satisfacción de necesidades individuales. Según la teoría de la autodeterminación de Deci y Ryan (1985), la motivación intrínseca surge de la satisfacción de las necesidades psicológicas básicas de autonomía, competencia y relación. Esto significa que las personas se sienten motivadas cuando experimentan la sensación de tener control sobre sus acciones (autonomía), cuando se sienten competentes en lo que hacen y cuando experimentan una conexión significativa con otros.

Recomendaciones para desarrollar la motivación personal

1. Establecer metas significativas y realistas que estén alineadas con los valores personales y las aspiraciones individuales.
2. Fomentar un ambiente que apoye la autonomía y la toma de decisiones, lo cual puede incluir brindar opciones y oportunidades para que las personas tengan control sobre su propio trabajo o actividades.
3. Proporcionar retroalimentación constructiva y reconocimiento por los logros alcanzados, ayudando así a fortalecer la sensación de competencia y eficacia personal.
4. Cultivar un sentido de conexión y pertenencia dentro de la comunidad o grupo social, ya que el apoyo social puede aumentar la motivación personal y el bienestar emocional.

5. Fomentar la curiosidad, la creatividad y la exploración. Permitir que las personas experimenten y aprendan de sus éxitos y fracasos promueve una motivación intrínseca más sólida.

También existe una motivación de carácter social, que puede estar influenciada por factores externos como las expectativas sociales, las normas culturales, las relaciones interpersonales y la comparación social.

Recomendaciones para desarrollar la motivación social

1. Fomentar un entorno de apoyo y colaboración donde se valoren las contribuciones individuales y se celebren los logros colectivos.
2. Promover la comunicación abierta y la participación en grupos sociales, lo cual ayuda a fortalecer los lazos sociales y a aumentar el sentido de pertenencia.
3. Establecer expectativas claras y realistas dentro del grupo, ya que las metas compartidas y el sentido de propósito común pueden motivar a las personas a trabajar juntas hacia un objetivo común.
4. Reconocer y recompensar el comportamiento prosocial y la cooperación, lo cual puede incluir el elogio público, las recompensas tangibles o simplemente expresar gratitud por las contribuciones de los demás.

Todo tipo de acción social —voluntariado, artística, deportiva o política— puede convertirse en un buen motivador para la persona. En momentos en que los valores del individualismo y la competencia pretenden sobreponerse a los de solidaridad y fraternidad, es especialmente importante para los trabajadores, quienes son los creadores de la riqueza contemporánea, destacar que la acción política busca el bien común, el desarrollo cívico y ciudadano, la justicia social y la regeneración moral de la patria.

La actividad política puede contribuir al desarrollo de la motivación social:

1. **Fomenta el compromiso cívico:** la participación en la actividad política implica estar involucrado en la toma de decisiones que afectan a la sociedad en su conjunto. Esto fomenta un sentido de responsabilidad cívica y compromiso con el bienestar común.
2. **Promueve la interacción social:** la actividad política brinda oportunidades para interactuar con personas de diversas perspectivas y trasfondos. A través del debate político, la colaboración en campañas y la participación en organizaciones políticas, las personas pueden establecer conexiones sociales significativas.
3. **Facilita la expresión de valores y creencias:** la participación política permite a las personas expresar y defender sus valores, creencias y preocupaciones sobre cuestiones importantes para la sociedad. Esto promueve el desarrollo de una identidad política y un sentido de pertenencia a una comunidad más amplia.
4. **Incentiva el compromiso con el cambio social:** la actividad política proporciona una plataforma para abogar por cambios sociales y políticos significativos. A través de la acción colectiva y la defensa de causas importantes, las personas pueden contribuir al progreso y la mejora de la sociedad.
5. **Fortalece la comunidad:** la participación en la actividad política puede unir a las personas en torno a objetivos comunes y promover un sentido de solidaridad y cooperación dentro de la comunidad.
6. **Es una lucha por transformar la sociedad:** es una expresión de la lucha de clases que busca transformar revolucionariamente desde una posición a favor de una

sociedad conducida por los intereses del trabajo y no por el capital. Aquí citamos a José Carlos Mariátegui:

«La reivindicación que sostenemos es la del trabajo. Es la de las clases trabajadoras, sin distinción de costa ni de sierra, de indio ni de cholo».

Bibliografía

- Deci, E. L., & Ryan, R. M. (1985). *Intrinsic motivation and self-determination in human behavior.* Springer Science & Business Media.
- Ryan, R. M., & Deci, E. L. (2000). Self-determination theory and the facilitation of intrinsic motivation, social development, and well-being. *American Psychologist, 55*(1), 68-78.
- Gagné, M., & Deci, E. L. (2005). Self-determination theory and work motivation. *Journal of Organizational Behavior, 26*(4), 331-362.
- Verba, S., Schlozman, K. L., & Brady, H. E. (1995). *Voice and equality: Civic voluntarism in American politics.* Harvard University Press.
- Putnam, R. D. (2000). *Bowling alone: The collapse and revival of the American community.* Simon and Schuster.
- Norris, P. (2002). *Democratic phoenix: Reinventing political activism.* Cambridge University Press.
- Dalton, R. J. (2008). Citizenship norms and the expansion of political participation. *Political Studies, 56*(1), 76-98.
- Mariátegui, J. C. (2006). *Ideología y Política.* Edición digital disponible en el Archivo José Carlos Mariátegui.

2.8 CONÉCTATE CON LA NATURALEZA: VUELVE A TUS RAÍCES

La naturaleza es nuestra maestra silenciosa; en ella aprendemos a vivir con respeto, asombro y gratitud.

En el contexto actual, marcado por la crisis ambiental y la desconexión cada vez mayor entre la humanidad y la naturaleza, resulta imperativo reflexionar sobre la necesidad de restablecer nuestro vínculo con el entorno natural. Esta reflexión no solo es de índole ambiental, sino también filosófica y ética, ya que involucra la manera en que concebimos nuestro lugar en el mundo y nuestra responsabilidad hacia él. En este artículo, exploraremos esta cuestión a través de las perspectivas de Federico Engels en *La dialéctica de la naturaleza* y del papa Francisco en su encíclica *Laudato Si* sobre el medio ambiente y el desarrollo sostenible.

La dialéctica de la naturaleza: Engels y su visión materialista

Federico Engels, en su obra *La dialéctica de la naturaleza*, presenta una visión materialista de la naturaleza, entendiendo que esta no es estática ni pasiva, sino que está en constante cambio y desarrollo. Engels argumenta que la naturaleza está regida por leyes dialécticas, donde los fenómenos naturales interactúan en un proceso de transformación continua. Desde esta perspectiva, **la naturaleza no es simplemente un objeto de estudio, sino un sistema dinámico del cual formamos parte y con el cual estamos intrínsecamente conectados (S/N).**

Engels enfatiza la importancia de **comprender las leyes naturales para poder transformar la sociedad de manera consciente y sostenible. Para él, la alienación del ser humano respecto a la naturaleza es un síntoma de la alienación más amplia que caracteriza a la sociedad capitalista (S/N).** Esta separación ha llevado a una explotación desmedida de los recursos naturales, causando un deterioro ambiental sin precedentes.

Laudato Si: El llamado del papa Francisco a la ecología integral

En su encíclica *Laudato Si*, el papa Francisco aborda la crisis ambiental desde una perspectiva ética y espiritual, proponiendo el concepto de «ecología integral». Para el Papa, esta crisis no es solo ecológica, sino también social, económica y moral. La desconexión con la naturaleza es reflejo de una visión antropocéntrica que coloca al ser humano como centro y medida de todas las cosas, ignorando la interdependencia de todos los seres vivos y su hábitat común.

Francisco hace un llamado a reconocer la naturaleza como un don de Dios y a asumir la responsabilidad de cuidarla y preservarla para las generaciones futuras. Propone una conversión ecológica que implique un cambio de estilo de vida y de mentalidad, promoviendo una ecología que integre la justicia social, económica y ambiental. En este sentido, la encíclica invita a repensar nuestros modelos de desarrollo y a promover un desarrollo sostenible que respete los límites del planeta y garantice el bienestar de todos los seres vivos.

Cuadro 1: Extracción global de minerales (1990-2020)

Año	Extracción Millones TM
1990	30
1995	35
2000	40
2005	50
2010	60
2015	75
2020	92

Fuente: Banco Mundial (2021). *Extracción de materiales para la economía global.*

Cuadro 2: Emisiones globales de CO_2 (1990-2022)

Año	Emisiones Globales de CO_2 (en miles de millones de toneladas métricas)
1990	22
1995	25
2000	28
2005	32
2010	35
2015	38
2020	40
2022	40.1

Fuente: *Universidad de Harvard (2023). Informe sobre emisiones globales de CO_2.*

Del Cuadro 1, podemos deducir que, en la última década (1990-2020), la extracción de minerales en millones de toneladas métricas en el mundo se ha incrementado sostenidamente y se ha más que triplicado. Mientras que, del Cuadro 2, podemos deducir que las emisiones mundiales de dióxido de carbono en millones de toneladas métricas, para el período de 1990-2022, en poco más de una década, se han casi duplicado.

Conclusiones y recomendaciones

Tanto desde la perspectiva de Engels como desde la de Francisco, queda claro que la recuperación de nuestro vínculo con la naturaleza es crucial para garantizar un futuro sostenible para la humanidad y el planeta. Esta recuperación implica un cambio profundo en nuestra manera de concebir y relacionarnos con el entorno natural, reconociendo nuestra interdependencia con él y asumiendo nuestra responsabilidad como guardianes de la creación.

La integración de estas perspectivas filosóficas y éticas puede enriquecer nuestro entendimiento de la crisis ambiental y ofrecer nuevas vías para abordarla de manera efectiva. Solo a través de un enfoque holístico y colaborativo podremos enfrentar los desafíos ambientales y construir un futuro más justo y equitativo para todas las formas de vida en el planeta.

Cinco tips para conservar nuestro medio ambiente y hacer la vida humana más sostenible

1. **Reducir, reutilizar y reciclar:** adopta el lema de las tres «R». Reduce tu consumo de productos desechables, reutiliza objetos siempre que sea posible y recicla materiales como papel, plástico y vidrio. Esto ayuda a reducir la cantidad de residuos que van a parar a vertederos y minimiza el impacto ambiental.
2. **Ahorrar energía:** apaga las luces y los electrodomésticos cuando no los estés utilizando, utiliza bombillas de bajo consumo energético y considera invertir en tecnologías más eficientes, como paneles solares o elec-

trodomésticos con certificación de eficiencia energética. Reducir el consumo de energía no solo beneficia al medio ambiente, sino que también puede ayudarte a ahorrar dinero en tus facturas de servicios públicos.

2. **Transporte sostenible:** opta por medios de transporte más sostenibles siempre que sea posible, como caminar, andar en bicicleta o utilizar el transporte público. Si necesitas usar un vehículo privado, considera compartir viajes con otras personas o utilizar vehículos eléctricos o híbridos. Reducir la dependencia de los combustibles fósiles contribuye a disminuir las emisiones de gases de efecto invernadero y a mejorar la calidad del aire.
3. **Consumo responsable: sé consciente de tus elecciones de consumo y prefiere productos y servicios que sean respetuosos con el medio ambiente y éticamente producidos. Opta por alimentos orgánicos y de temporada, apoya a empresas que implementen prácticas sostenibles en sus operaciones y evita el consumo excesivo de bienes materiales.** Al reducir tu huella de carbono individual, contribuyes a mitigar el cambio climático y a promover prácticas comerciales más éticas.
4. **Educación y concienciación: infórmate sobre los problemas ambientales que enfrenta nuestro planeta y comparte ese conocimiento con familiares, amigos y comunidad. Participa en actividades de sensibilización y educación ambiental, involúcrate en proyectos de conservación local y apoya iniciativas que promuevan la sostenibilidad y la protección del medio ambiente. La educación y la concienciación son fundamentales para inspirar cambios positivos a nivel individual y colectivo.**

Bibliografía

- Engels, F. *La dialéctica de la naturaleza.*
- Papa Francisco. *Laudato Si: Sobre el cuidado de la casa común.*
- Banco Mundial (2021). *Extracción de materiales para la economía global.*
- Universidad de Harvard (2023). *Informe sobre emisiones globales de CO_2.*

2.9. NUTRE TU ALMA: DESARROLLA TU ESPIRITUALIDAD Y FE

La fe es aquella que nos da valentía para actuar, esperanza para persistir y paciencia para esperar.

La fe, un concepto profundamente arraigado en la experiencia humana, ha sido objeto de estudio desde múltiples perspectivas, incluyendo la ciencia. En el contexto contemporáneo, los científicos abordan la fe desde diversas disciplinas, como la psicología, la neurociencia y la sociología, para entender su naturaleza, sus fundamentos y su impacto en el comportamiento humano.

Desde el punto de vista científico, la fe puede definirse como una creencia o confianza en algo o alguien, a menudo sin evidencia empírica completa. La fe no se limita necesariamente a contextos religiosos; también puede manifestarse en creencias personales, filosóficas o incluso en la confianza en las teorías científicas antes de que sean completamente verificadas. Algunos dirían que es una especie de intuición, incluso sobre bases científicas también.

La psicología ha estudiado la fe como un fenómeno cognitivo y emocional que afecta la mente y el comportamiento humano. Implica mecanismos cognitivos como el razonamiento motivado, en el que se acepta información que refuerza creencias preexistentes y se rechaza la información disonante. La fe proporciona un sentido de propósito, consuelo en la incertidumbre y fortalece la resiliencia emocional. La fe da trascendencia al miedo a la muerte y «da vida» más allá de la muerte.

Las neurociencias han demostrado cómo regiones del cerebro, como el córtex prefrontal, el sistema límbico y la ínsula, se activan con la presencia de experiencias religiosas y espirituales. La fe está asociada a la regulación emocional, la percepción del yo y la experiencia de estados trascendentes. Neurotransmisores como la dopamina y la serotonina pueden influir en la experiencia de la fe y las prácticas religiosas. La dopamina, en particular, está relacionada con la percepción de recompensas y puede explicar por qué las experiencias religiosas son percibidas como gratificantes y placenteras.

La sociología evidencia que la fe puede expresarse en cohesión social, solidaridad, justicia social, y en el refuerzo de condiciones morales y valores comunes. La fe muestra casos en que contribuye al cambio social tanto positiva como negativamente. Se observan movimientos religiosos que impulsan el cambio social, así como aquellos que generan violencia y opresión. Algunos ejemplos muy conocidos son la Teología de la Liberación en América Latina, frente al islamismo radical teocrático en el Mundo Árabe. En Estados Unidos, el Movimiento de Derechos Civiles liderado por figuras como Martin Luther King Jr. estuvo profundamente influenciado por principios cristianos de justicia y amor.

King, un pastor bautista, utilizó su fe como base para su lucha contra la segregación racial y la injusticia. La Revolución Iraní de 1979 es otro ejemplo de cómo un movimiento religioso puede transformar radicalmente el panorama político. La revolución, liderada por el ayatolá Jomeini, derrocó al *shah* y estableció una república islámica basada en principios chiitas, incluyendo el código de vestimenta islámico obligatorio para las mujeres y la prohibición de actividades consideradas no islámicas, como el consumo de alcohol.

En nuestro país, José Carlos Mariátegui, desde una visión marxista creadora, muestra cómo **los mitos pueden ser reconfigurados y utilizados en la construcción de una nueva sociedad.**

Existen evidencias de que la fe puede contribuir también a la salud mental y física de las personas, aunque también puede tener efectos contrarios. Ejemplos en el Perú incluyen el movimiento de rehabilitación frente a procesos de adicciones en casas hogar de terapias de resocialización, así como casos de violencia psicológica, física e incluso sexual, como las denuncias de pedofilia en la Iglesia Católica.

En conclusión, tu fe y tu mundo espiritual son aspectos que no debemos descuidar. Debemos prestarles toda la atención necesaria. **No hay hombres que puedan vivir sin fe**; la única diferencia es saber a qué fe rendimos culto y asegurarnos de que sea positiva, que contribuya al avance de la humanidad, que no nos ate al pasado y **que nos proyecte hacia la necesidad de construir una nueva cultura de vida saludable.**

Bibliografía

- King Jr., M. L. (1963). *Strength to Love.* Harper & Row.
- Gandhi, M. (1993). *The Story of My Experiments with Truth.* Beacon Press.
- Durkheim, É. (1912). *The Elementary Forms of the Religious Life.* Free Press.
- Weber, M. (1958). *The Protestant Ethic and the Spirit of Capitalism.* Scribner.
- Jomeini, R. (1970). *Islamic Government: Governance of the Jurist (Velayat-e faqih).* Alhoda UK.
- Casanova, J. (1994). *Public Religions in the Modern World.* University of Chicago Press.
- Pargament, K. I. (1997). *The Psychology of Religion and Coping: Theory, Research, Practice.* Guilford Press.
- Althusser, L. (1970). *Ideología y Aparatos Ideológicos del Estado.* En *La revolución teórica de Marx.* Siglo XXI Editores.
- Engels, F. (1878). *Anti-Dühring.*
- Mariátegui, J. C. (1928). *Siete Ensayos de Interpretación de la Realidad Peruana.*
- Marx, K. (1844). *Contribución a la crítica de la filosofía del Derecho de Hegel.*

3. CONECTANDO CON LOS DEMÁS: LA IMPORTANCIA DE LO SOCIAL

3.1. SOMOS SERES SOCIALES: LA ESENCIA E IMPORTANCIA DE CONECTARSE

Somos humanos porque nos conectamos; la esencia de nuestra existencia se encuentra en la red invisible de nuestras relaciones.

La afirmación de que «el hombre, en esencia, es un ser social» ha sido un tema central en la filosofía, la sociología y la antropología. Diferentes teorías explican la naturaleza social del ser humano y las implicaciones de esta naturaleza para la organización social y el desarrollo humano.

PERSPECTIVA MARXISTA

Materialismo histórico

Karl Marx y Friedrich Engels, en su teoría del materialismo histórico, sostienen que las relaciones sociales de producción son la base sobre la cual se erige la estructura de la sociedad. Según esta perspectiva, la naturaleza social del ser humano está intrínsecamente vinculada a su capacidad para trabajar y producir en cooperación con otros. En *La ideología alemana* (1846), Marx y Engels afirman que «la esencia humana es el conjunto de las relaciones sociales». Para ellos, el hombre se define a través de su actividad práctica en el contexto de la producción material y las relaciones sociales derivadas de esta actividad.

Alienación

Marx también introduce el concepto de alienación en *Los manuscritos económico-filosóficos* (1844), donde argumenta que el capitalismo deshumaniza al trabajador al separar al individuo de los productos de su trabajo, de su actividad laboral, de su esencia de ser social y de otros seres humanos. La alienación refleja la contradicción entre la naturaleza social del hombre y las condiciones de producción capitalistas, que fomentan la competencia y el individualismo.

PERSPECTIVA FUNCIONALISTA

Émile Durkheim

Émile Durkheim, uno de los fundadores de la sociología, también enfatiza la naturaleza social del ser humano. En *La división del trabajo social* (1893), Durkheim sostiene que la solidaridad social es el fundamento de las sociedades. Según Durkheim, existen dos tipos de solidaridad: la mecánica y la orgánica. La solidaridad mecánica se encuentra en sociedades primitivas, donde los individuos comparten similitudes y se sienten conectados a través de creencias y prácticas comunes. En contraste, la solidaridad orgánica se encuentra en sociedades modernas, donde la diferenciación y la especialización del trabajo fomentan la interdependencia entre los individuos.

PERSPECTIVA HUMANISTA

Erich Fromm

Erich Fromm, un destacado psicoanalista y sociólogo, argumenta en *El miedo a la libertad* (1941) y *El arte de amar* (1956) que el ser humano tiene una necesidad fundamental de pertenencia y conexión con otros. Fromm postula que la libertad individual y la realización personal se alcanzan a través de relaciones genuinas y amorosas con otros seres humanos. Desde esta perspectiva humanista, la naturaleza social del hombre es una fuente de significado y satisfacción en la vida.

PERSPECTIVA ANTROPOLÓGICA

Clifford Geertz

En la antropología, Clifford Geertz sostiene en *La interpretación de las culturas* (1973) que la cultura es una red de significados en la que los seres humanos están inmersos. Geertz argumenta que la capacidad de crear y compartir significados es lo que define a los humanos como seres sociales. La cultura proporciona el contexto necesario para la interacción social y la comprensión mutua, subrayando la importancia de la naturaleza social del ser humano en la construcción de la realidad social.

Conclusión

La afirmación de que el hombre es esencialmente un ser social es una tesis ampliamente aceptada y estudiada desde diversas perspectivas teóricas. El enfoque marxista destaca las relaciones de producción y la alienación, mientras que el funcionalismo enfatiza la solidaridad social. La perspectiva humanista resalta la importancia de las relaciones genuinas para la realización personal, y la antropología pone de manifiesto la importancia de la cultura en la interacción social. Cada una de estas perspectivas contribuye a una comprensión más completa de la naturaleza social del ser humano y sus implicaciones para la vida en sociedad.

Bibliografía

- Marx, K., & Engels, F. (1846). *La ideología alemana.*
- Marx, K. (1844). *Manuscritos económico-filosóficos.*
- Durkheim, É. (1893). *La división del trabajo social.*
- Fromm, E. (1941). *El miedo a la libertad.*
- Fromm, E. (1956). *El arte de amar.*
- Geertz, C. (1973). *La interpretación de las culturas.*

3.2 CONSTRUYENDO RELACIONES: LA MAGIA DE LA INTERACCIÓN SOCIAL

El ser humano florece en la comunidad; es en el intercambio con otros donde descubrimos nuestra mayor fortaleza y humanidad.

La interacción social es un concepto central en las ciencias sociales, especialmente en sociología y psicología social. Se refiere al **proceso mediante el cual los individuos actúan y reaccionan en relación con otros dentro de un contexto social**. Esta dinámica puede incluir acciones verbales y no verbales, gestos, miradas y cualquier forma de comunicación o comportamiento que ocurra en la presencia de otra persona. **La interacción social es fundamental para la construcción de la realidad y las estructuras sociales.**

Principales corrientes del pensamiento social contemporáneo

1. Funcionalismo

El funcionalismo, asociado con Émile Durkheim y Talcott Parsons, ve la sociedad como un sistema complejo cuyas partes trabajan juntas para promover la estabilidad y la cohesión. Desde esta perspectiva, las interacciones sociales son esenciales para mantener el orden y el equilibrio social.

Ejemplo: las rutinas diarias en una oficina, donde los empleados siguen normas y roles específicos que permiten el funcionamiento eficiente del negocio.

2. Teoría del conflicto

La teoría del conflicto, inspirada en Karl Marx, se centra en las desigualdades sociales y el poder como motores de la interacción social. Según esta teoría, las interacciones están influenciadas por la lucha entre diferentes grupos por recursos y poder.

Ejemplo: las protestas laborales, donde los trabajadores interactúan con los empleadores y el gobierno para demandar mejores condiciones de trabajo y salarios justos.

3. Interaccionismo simbólico

Desarrollado por George Herbert Mead y Herbert Blumer, el interaccionismo simbólico sostiene que la sociedad se construye a través de las interacciones cotidianas y los significados que las personas les asignan. Las interacciones son fundamentales para la formación de la identidad y la percepción del mundo social.

Ejemplo: las conversaciones entre amigos, donde se negocian significados y se construyen identidades a través del lenguaje y los símbolos compartidos.

4. Teoría del intercambio social

Esta teoría, asociada con George Homans y Peter Blau, sugiere que las interacciones sociales son negociaciones en las que los individuos buscan maximizar sus beneficios y minimizar sus costos. La interacción se ve como un intercambio de recursos sociales y materiales.

Ejemplo: las relaciones de pareja, donde los individuos evalúan constantemente los beneficios emocionales y materiales de estar juntos en comparación con los costos.

DIMENSIONES DE LA INTERACCIÓN SOCIAL

- **Dimensión temporal**: las interacciones pueden ser de corta o larga duración. Por ejemplo, un saludo rápido en la calle versus una amistad de años.
- **Dimensión espacial**: las interacciones pueden ser cara a cara o mediadas por tecnología. Un encuentro en persona versus una videollamada.
- **Dimensión emocional**: las interacciones pueden variar en términos de intensidad emocional, desde interacciones superficiales hasta relaciones profundamente emocionales. Un intercambio breve y profesional en el trabajo versus una conversación íntima con un ser querido.
- **Dimensión normativa**: las interacciones están regidas por normas sociales que dictan el comportamiento apropiado en diferentes contextos. Un discurso formal en una ceremonia versus una charla informal en una reunión social.

Ejemplos prácticos

- **Funcionalismo:** en una familia, cada miembro tiene roles específicos (padres como cuidadores, hijos como estudiantes), y estas interacciones ayudan a mantener la cohesión familiar.
- **Teoría del conflicto:** en una empresa, los gerentes y los empleados pueden tener interacciones conflictivas debido a la lucha por salarios más altos y mejores condiciones laborales.
- **Interaccionismo simbólico:** en un club deportivo, los miembros desarrollan una identidad compartida y significados comunes a través de sus interacciones y actividades deportivas.

- **Teoría del intercambio social:** en un grupo de amigos, se puede observar cómo se intercambian favores y apoyo emocional, buscando un equilibrio que mantenga la amistad.

3.2.1. INTERACCIÓN SOCIAL Y VIDA SALUDABLE

La vida saludable es un acto de responsabilidad social; cuando elegimos vivir bien, inspiramos a nuestra comunidad a seguir el mismo camino.

La interacción social desempeña un papel crucial en el mantenimiento de una vida saludable, influyendo en el bienestar físico, mental y emocional de las personas. Cada enfoque teórico sobre la interacción social ofrece una perspectiva diferente sobre cómo estas interacciones pueden contribuir a una vida saludable.

1. Funcionalismo

Desde la perspectiva funcionalista, las interacciones sociales promueven la cohesión y la estabilidad, lo cual es esencial para una vida saludable. Las rutinas y roles establecidos en la familia y la comunidad pueden proporcionar un sentido de pertenencia y apoyo social, factores clave para el bienestar.

Ejemplo: participar en actividades comunitarias, como clubes deportivos o grupos de voluntariado, fomenta la cohesión social y proporciona un entorno de apoyo que puede mejorar la salud mental y física.

2. Teoría del conflicto

La teoría del conflicto destaca cómo las desigualdades y tensiones sociales pueden afectar la salud. Las interacciones sociales dentro de este marco pueden llevar a la lucha por recursos, como el acceso a servicios de salud y condiciones de trabajo saludables.

Ejemplo: las campañas sindicales para mejorar las condiciones laborales, como la reducción de jornadas de trabajo excesivas y el aumento de salarios, pueden resultar en una mejor salud física y mental para los trabajadores.

3. Interaccionismo simbólico

El interaccionismo simbólico se centra en los significados y símbolos en las interacciones diarias. Las relaciones personales y las redes sociales pueden ofrecer un fuerte apoyo emocional, crucial para una vida saludable.

Ejemplo: mantener relaciones cercanas con amigos y familiares proporciona un sistema de apoyo emocional que puede reducir el estrés y la ansiedad, mejorando la salud mental y emocional.

4. Teoría del intercambio social

La teoría del intercambio social sugiere que las relaciones se basan en la reciprocidad y el intercambio de beneficios. Las interacciones positivas pueden resultar en una red de apoyo sólida, lo cual es fundamental para una buena salud.

Ejemplo: unirse a un grupo de apoyo para personas con enfermedades crónicas, donde los miembros intercambian información, consejos y apoyo emocional, puede mejorar la calidad de vida y el bienestar general de sus participantes.

Ejemplos prácticos relacionados con una vida saludable

1. **Funcionalismo:** participar en actividades familiares regulares, como cenas en familia o actividades al aire libre, puede promover hábitos saludables y una sensación de pertenencia, reduciendo el riesgo de problemas de salud mental y fomentando un estilo de vida activo.
2. **Teoría del conflicto:** participar en movimientos sociales, **en los partidos políticos**, que abogan por el acceso equitativo a la atención médica puede ayudar a reducir las disparidades en salud y proporcionar mejores servicios de salud para comunidades marginadas, mejorando así la salud pública.
3. **Interaccionismo simbólico:** las conversaciones significativas con amigos y seres queridos pueden ayudar a interpretar y manejar el estrés diario, contribuyendo a una mejor salud emocional y mental.
4. **Teoría del intercambio social:** intercambiar favores y apoyo con vecinos, como ayudarse mutuamente con las compras o el cuidado de niños, puede reducir el estrés y crear un entorno comunitario más saludable y seguro.

Bibliografía

- Goffman, E. (1959). *The Presentation of Self in Everyday Life*. Anchor Books.
- Durkheim, É. (1893). *The Division of Labour in Society*. The Free Press.
- Blumer, H. (1969). *Symbolic Interactionism: Perspective and Method*. University of California Press.
- Marx, K., & Engels, F. (1848). *The Communist Manifesto*. International Publishers.
- Homans, G. C. (1961). *Social Behavior: Its Elementary Forms*. Harcourt, Brace & World.
- Cacioppo, J. T., & Patrick, W. (2008). *Loneliness: Human Nature and the Need for Social Connection*. W.W. Norton & Company.
- Berkman, L. F., & Glass, T. (2000). *Social Integration, Social Networks, Social Support, and Health*. In L. F. Berkman & I. Kawachi (Eds.), Social Epidemiology (pp. XX-XX). Oxford University Press.
- House, J. S., Landis, K. R., & Umberson, D. (1988). Social Relationships and Health. *Science*, 241(4865), 540-545.
- Umberson, D., & Montez, J. K. (2010). Social Relationships and Health: A Flashpoint for Health Policy. *Journal of Health and Social Behavior*, 51(S), S54-S66.
- Holt-Lunstad, J., Smith, T. B., & Layton, J. B. (2010). Social Relationships and Mortality Risk: A Meta-analytic Review. *PLOS Medicine*, 7(7), e1000316.

3.3. DISFRUTA DE LA VIDA, DE TU TIEMPO LIBRE: ENCUENTRA EL EQUILIBRIO

CONCEPTO DE TIEMPO LIBRE

El tiempo libre es el espacio donde la creatividad florece; en el ocio encontramos la chispa que enciende nuestras pasiones.

El tiempo libre es una **dimensión fundamental en la vida de los seres humanos, esencial para el bienestar individual y social**. Se define como el período en el cual los individuos están **libres de obligaciones laborales y responsabilidades cotidianas**, permitiendo la realización de **actividades elegidas voluntariamente que proporcionan satisfacción y disfrute personal**. Este tiempo es **fundamental para el desarrollo integral del individuo, contribuyendo al equilibrio entre el trabajo y la vida personal**.

CONCEPCIONES CIENTÍFICAS SOBRE EL TIEMPO LIBRE

1. Psicológica: desde una perspectiva psicológica, el tiempo libre es visto como un medio para alcanzar el bienestar mental. Según la teoría de la autodeterminación de Deci y Ryan (2000), la participación en actividades de tiempo libre que satisfacen las necesidades de competencia, autonomía y relación puede mejorar la motivación intrínseca y el bienestar subjetivo.

- Ejemplo: practicar un *hobby* como la jardinería puede satisfacer la necesidad de competencia y autonomía, reduciendo el estrés y aumentando la satisfacción personal.

2. Sociológica: en sociología, el tiempo libre se estudia en el contexto de las estructuras sociales y las desigualdades. Las oportunidades de tiempo libre varían según factores como la clase social, el género y la edad. Bourdieu (1984) argumenta que el capital cultural influye en la forma en que las personas utilizan su tiempo libre, reflejando y reproduciendo las desigualdades sociales.

- Ejemplo: la capacidad de asistir a eventos culturales como conciertos o exposiciones de arte está frecuentemente vinculada al nivel de educación y recursos económicos.

3. Económica: desde una perspectiva económica, el tiempo libre es analizado en términos de costo de oportunidad y consumo de bienes y servicios de ocio. Becker (1965) propuso el modelo de asignación del tiempo, sugiriendo que las decisiones sobre cómo usar el tiempo libre están influenciadas por la maximización de la utilidad y las restricciones presupuestarias.

- Ejemplo: decidir entre trabajar horas extra o dedicar tiempo a actividades recreativas puede depender del ingreso adicional que se obtendría versus el valor percibido del descanso y el ocio.

PARTES DEL TIEMPO LIBRE

El tiempo libre se puede dividir en varias categorías, dependiendo de las actividades realizadas:

1. **Recreación activa:** el tiempo libre también incluye actividades físicas y deportivas, que son esenciales para la salud física y el bienestar emocional.
   Ejemplo: Participar en deportes como el fútbol o el tenis.

2. **Recreación pasiva:** el tiempo libre también puede consistir en actividades que requieren menos esfuerzo físico y más contemplación o relajación, como ver televisión o leer.
   Ejemplo: Leer un libro en casa durante el fin de semana.

3. **Creatividad y hobbies:** el tiempo libre también implica actividades que permiten la expresión personal y el desarrollo de habilidades creativas.
   Ejemplo: Pintar, tocar un instrumento musical o escribir.

4. **Socialización:** el tiempo libre también involucra actividades que fomentan la interacción y las relaciones sociales.
   Ejemplo: salir con amigos o asistir a reuniones familiares.

UTILIDAD DEL TIEMPO LIBRE

El valor del tiempo libre no está en la cantidad, sino en cómo lo disfrutamos; cada instante de ocio es una oportunidad para redescubrirnos.

El tiempo libre tiene múltiples utilidades para el ser humano, entre ellas:

1. Desarrollo personal: permite el crecimiento personal y el aprendizaje continuo a través de la exploración de intereses y habilidades.

Ejemplo: tomar un curso de cocina o de fotografía.

2. Salud física y mental: las actividades de tiempo libre contribuyen a la salud física al promover el ejercicio y al bienestar mental al reducir el estrés y la ansiedad.

Ejemplo: practicar yoga regularmente.

3. Fomento de relaciones sociales: el tiempo libre facilita la construcción y fortalecimiento de relaciones sociales, proporcionando un sentido de pertenencia y apoyo.

Ejemplo: participar en clubes o grupos comunitarios

4. Creatividad y expresión: ofrece oportunidades para la expresión creativa y artística, esenciales para la satisfacción personal.

Ejemplo: participar en talleres de arte o de escritura creativa.

BENEFICIOS DEL TIEMPO LIBRE PARA EL SER HUMANO

1. Mejora del bienestar emocional: el tiempo libre bien aprovechado puede mejorar significativamente el bienestar emocional y reducir el riesgo de trastornos como la depresión.

Ejemplo: Practicar meditación regularmente.

2. Aumento de la productividad: paradojalmente, dedicar tiempo al ocio puede aumentar la productividad en el trabajo al proporcionar un descanso necesario que permite una mayor concentración y eficiencia posteriormente.

Ejemplo: Tomar vacaciones anuales para recargar energías.

3. Desarrollo de habilidades sociales y culturales: participar en actividades de tiempo libre en grupo puede mejorar las habilidades sociales y ampliar el conocimiento cultural.

Ejemplo: unirse a un club de lectura o asistir a eventos culturales.

4. Fomento de la Innovación y la Creatividad: el tiempo libre puede ser una fuente de inspiración y creatividad, conduciendo a innovaciones tanto en la vida personal como profesional.

Ejemplo: emprender un proyecto artístico o desarrollar una idea de negocio durante el tiempo libre.

Conclusión

El **tiempo libre es un componente esencial del bienestar humano,** con profundos beneficios que **abarcan la salud física y mental, el desarrollo personal y social, y la capacidad de innovación y creatividad**. Entender y valorar el tiempo libre no solo **mejora la calidad de vida individual, sino también la cohesión y el desarrollo social.**

3.3.1. DIFERENCIAS Y SEMEJANZAS ENTRE EL TIEMPO LIBRE Y EL OCIO

CONCEPTO DE OCIO

El ocio bien aprovechado es el descanso del cuerpo y la inspiración del alma; en esos momentos, recargamos nuestra energía vital.

El ocio es **un concepto estrechamente relacionado con el tiempo libre, pero con matices específicos.** Se define como el conjunto de **actividades que las personas realizan de manera voluntaria y placentera durante su tiempo libre, cuando no están comprometidas con obligaciones laborales o responsabilidades cotidianas.** El ocio se asocia con la recreación, el descanso y la autorrealización.

CÓMO SE ENTIENDE CIENTÍFICAMENTE EL OCIO

1. Desde la psicología: el ocio es considerado esencial para el bienestar psicológico. La teoría de la autodeterminación de Deci y Ryan (2000) también aplica aquí, ya que las actividades de ocio que satisfacen las necesidades básicas de competencia, autonomía y relación pueden mejorar el bienestar psicológico.

Ejemplo: Practicar deportes recreativos puede aumentar la sensación de competencia y autonomía.

2. Desde la sociología: en sociología, el ocio se examina en términos de su impacto social y cultural. Las actividades de ocio reflejan y a menudo refuerzan las estructuras sociales y las identidades culturales. El ocio puede ser un espacio de resistencia y transformación cultural, pero también puede perpetuar desigualdades.

Ejemplo: Participar en festivales culturales puede fortalecer la identidad cultural y la cohesión social.

3. Desde la economía: el ocio se analiza en términos de consumo y costo de oportunidad. Las decisiones sobre actividades de ocio están influenciadas por factores económicos y la disponibilidad de recursos.

Ejemplo: Viajar durante las vacaciones implica decisiones de gasto que impactan el presupuesto familiar.

BENEFICIOS DEL OCIO PARA EL SER HUMANO

1. Mejora del bienestar emocional y psicológico: las actividades de ocio proporcionan relajación y disfrute, reduciendo el estrés y mejorando el estado de ánimo.

Ejemplo: la práctica del yoga puede reducir los niveles de ansiedad y mejorar el bienestar emocional.

2. Desarrollo de habilidades y conocimientos: a través del ocio, las personas pueden aprender nuevas habilidades y adquirir conocimientos, lo que contribuye al desarrollo personal.

Ejemplo: aprender a tocar un instrumento musical o estudiar un nuevo idioma.

3. Fortalecimiento de relaciones sociales: el ocio facilita la socialización y el fortalecimiento de relaciones, lo cual es fundamental para la salud social y emocional.

Ejemplo: asistir a eventos sociales o participar en clubes.

4. Aumento de la creatividad y la innovación: el ocio puede ser un espacio para la exploración creativa, llevando a nuevas ideas e innovaciones.

Ejemplo: participar en actividades artísticas como la pintura o la escritura creativa.

PERJUICIOS DEL OCIO PARA EL SER HUMANO

1. Desbalance entre ocio y responsabilidades: un exceso de ocio puede llevar a un desequilibrio, afectando el cumplimiento de responsabilidades laborales y personales.

Ejemplo: dedicar demasiado tiempo a los videojuegos puede interferir con el trabajo o el estudio.

2. Ocio pasivo y salud física: el ocio excesivamente pasivo, como ver televisión durante largas horas, puede tener efectos negativos sobre la salud física.

Ejemplo: sedentarismo y aumento de peso debido a la falta de actividad física.

3. Impacto económico: algunas actividades de ocio pueden ser costosas, afectando el presupuesto personal y familiar.

Ejemplo: vacaciones lujosas que resultan en deudas significativas.

4. Dependencia y adicción: ciertas formas de ocio, como el uso excesivo de redes sociales o videojuegos, pueden llevar a comportamientos adictivos.

Ejemplo: adicción a videojuegos que afecta la vida social y profesional.

3.3.2 CUADRO DE DIFERENCIAS Y SEMEJANZAS

DIFERENCIAS

- **Tiempo libre:** es un concepto más amplio que incluye todo el tiempo no dedicado a obligaciones laborales o responsabilidades. Puede ser utilizado para descansar, realizar tareas domésticas o participar en actividades de ocio.
- **Ocio:** es una categoría dentro del tiempo libre, específicamente dedicada a actividades voluntarias y placenteras.

SEMEJANZAS

- Ambos conceptos están relacionados con la libertad de elección y la ausencia de obligaciones.
- Tanto el tiempo libre como el ocio contribuyen al bienestar personal y social.

SEMEJANZAS Y DIFERENCIAS ENTRE TIEMPO LIBRE Y OCIO

Aspecto	Tiempo libre	Ocio
Definición	Período sin obligaciones laborales o responsabilidades cotidianas.	Subcategoría del tiempo libre dedicada a actividades voluntarias y placenteras.
Contenido	Incluye ocio y actividades no necesariamente placenteras.	Incluye únicamente actividades intrínsecamente placenteras y recreativas.
Ejemplos	Descanso, tareas domésticas, gestiones personales, autoformación.	Recreación activa, recreación pasiva, creatividad y hobbies, socialización.
Ejemplos de actividades	**Descanso**: tomar una siesta. **Tareas domésticas**: limpiar la casa. **Gestiones personales**: ir al médico. **Autoformación**: estudiar un curso *online*.	**Recreación activa**: jugar al fútbol. **Recreación pasiva**: leer un libro. **Creatividad y hobbies**: pintar. **Socialización**: salir con amigos.
Beneficios	Puede contribuir a la organización y cumplimiento de responsabilidades, bienestar general y equilibrio personal.	Mejora del bienestar emocional, desarrollo de habilidades y conocimientos, fortalecimiento de relaciones sociales, aumento de la creatividad.
Perjuicios	Exceso de tareas puede llevar a estrés y falta de descanso real.	Exceso de ocio puede llevar a desbalance con responsabilidades, ocio pasivo puede afectar la salud física, costos económicos, riesgo de adicciones.

Bibliografía

- Becker, G. S. (1965). A Theory of the Allocation of Time. *The Economic Journal, 75*(299), 493-517.
- Bourdieu, P. (1984). *Distinction: A Social Critique of the Judgement of Taste.* Harvard University Press.
- Deci, E. L., & Ryan, R. M. (2000). The «What» and «Why» of Goal Pursuits: Human Needs and the Self-Determination of Behavior. *Psychological Inquiry*, 11(4), 227-268.
- Kelly, J. R. (1996). *Leisure.* Prentice Hall.
- Stebbins, R. A. (2007). *Serious Leisure: A Perspective for Our Time.* Transaction Publishers.
- Csikszentmihalyi, M. (1990). *Flow: The Psychology of Optimal Experience.* Harper & Row.
- Iso-Ahola, S. E. (1980). *The Social Psychology of Leisure and Recreation.* Wm. C. Brown Company Publishers.

4. RESUMEN Y CONCLUSIONES

Se pueden extraer varias conclusiones sobre la importancia de llevar una vida saludable y equilibrada, tanto en el aspecto físico como en el emocional, social y espiritual. Las conclusiones podrían ser las siguientes:

1. Salud integral: un enfoque holístico

El concepto de salud se aborda de manera integral, incluyendo el bienestar físico, emocional, social y espiritual. No solo se centra en la ausencia de enfermedades, sino en cómo los hábitos diarios —alimentación, ejercicio, descanso y relaciones sociales— contribuyen a una vida más plena y feliz.

2. Alimentación y ejercicio: claves para el bienestar físico

Se hace énfasis en la importancia de una alimentación saludable «Saborea la vida» y la actividad física «Muévete y sé feliz», que son fundamentales para prevenir enfermedades, fortalecer el cuerpo y mantener un estado emocional positivo. La hidratación también se resalta como un componente esencial.

3. Autoconocimiento y prevención: el camino a la salud física

El contenido destaca la importancia de conocer el propio cuerpo a través de evaluaciones físicas como el control de la frecuencia cardíaca, necesidades calóricas y el Índice de Masa Corporal

(IMC), lo cual permite una prevención efectiva de problemas como la obesidad, diabetes e hipertensión.

4. Higiene y entorno: un ambiente saludable

El cuidado personal y del entorno es esencial para mantener una vida sana. Esto incluye la higiene personal, familiar, social y ambiental, destacando la necesidad de respetar el medio ambiente y promover hábitos que fortalezcan el bienestar común.

5. Relajación y descanso: pilares de la salud mental

Técnicas de respiración y un descanso adecuado son fundamentales para reducir el estrés y asegurar un día productivo. Esto refuerza la idea de que el bienestar mental está profundamente ligado al físico.

6. Valores y crecimiento personal: la base de una vida plena

Cultivar valores y habilidades de vida se presenta como el camino hacia una existencia más satisfactoria. La educación, el desarrollo de relaciones saludables y la motivación interna son claves para alcanzar un equilibrio emocional y una vida libre de adicciones.

7. Conexión con la naturaleza y la espiritualidad: nutriendo el alma

Reconectar con la naturaleza y desarrollar la espiritualidad son presentados como formas de alimentar el alma y mantener una vida equilibrada. Esto sugiere que el bienestar no es solo físico o emocional, sino que también incluye un componente más profundo, vinculado al propósito y la trascendencia personal.

8. Importancia de las relaciones sociales: somos seres sociales

El componente social se subraya como esencial para el bienestar. La interacción con los demás y el disfrute del tiempo libre ayudan a mantener el equilibrio entre las responsabilidades diarias y la recreación, contribuyendo a una vida más feliz.

En conjunto, este contenido promueve un enfoque de bienestar integral, donde cada aspecto de la vida (físico, emocional, social y espiritual) debe ser cultivado y equilibrado para lograr una vida plena. La prevención, la reflexión personal y el fortalecimiento de las relaciones son elementos cruciales en este proceso.

EDIQUID

www.ingramcontent.com/pod-product-compliance
Lightning Source LLC
LaVergne TN
LVHW091108150826
845673LV00002B/750

* 9 7 8 6 1 2 5 1 8 4 2 4 5 *